痉挛型双侧脑瘫
全生命周期管理

Spastic Diplegia–Bilateral Cerebral Palsy

Understanding the motor problems, their impact on walking, and
management throughout life: a practical guide for families

原　著　Lily Collison, MA, MSc

顾　问　Jean Stout, PT, MS

　　　　Amy Schulz, PT, NCS

　　　　Candice Johnson, OTD, OTR/L

　　　　Tom F. Novacheck, MD

主　译　曹建国　姜志梅

副主译　王景刚　贠国俊

译　者（以姓氏汉语拼音为序）

　　　　曹建国　深圳市儿童医院

　　　　黄美欢　深圳市儿童医院

　　　　姜志梅　佳木斯大学

　　　　吕智海　深圳市龙岗区妇幼保健院

　　　　王景刚　深圳市儿童医院

　　　　贠国俊　深圳市儿童医院

　　　　曾　庆　南方医科大学珠江医院

人民卫生出版社

·北京·

版权所有，侵权必究！

图书在版编目（CIP）数据

痉挛型双侧脑瘫全生命周期管理 /（美）莉莉·科里森（Lily Collison）原著；曹建国，姜志梅主译 .

北京 ： 人民卫生出版社，2024. 12. —— ISBN 978-7-117-37369-2

I. R748

中国国家版本馆 CIP 数据核字第 2024RB0085 号

人卫智网	www.ipmph.com	医学教育、学术、考试、健康，购书智慧智能综合服务平台
人卫官网	www.pmph.com	人卫官方资讯发布平台

图字：01-2023-0313 号

痉挛型双侧脑瘫全生命周期管理
Jingluanxing Shuangce Naotan
Quanshengming Zhouqi Guanli

主　　译：	曹建国　姜志梅
出版发行：	人民卫生出版社（中继线 010-59780011）
地　　址：	北京市朝阳区潘家园南里 19 号
邮　　编：	100021
E - mail：	pmph @ pmph.com
购书热线：	010-59787592　010-59787584　010-65264830
印　　刷：	三河市宏达印刷有限公司
经　　销：	新华书店
开　　本：	889 × 1194　1/32　印张：9.5
字　　数：	229 千字
版　　次：	2024 年 12 月第 1 版
印　　次：	2024 年 12 月第 1 次印刷
标准书号：	ISBN 978-7-117-37369-2
定　　价：	75.00 元

打击盗版举报电话：010-59787491　E-mail：WQ @ pmph.com
质量问题联系电话：010-59787234　E-mail：zhiliang @ pmph.com
数字融合服务电话：4001118166　E-mail：zengzhi @ pmph.com

原著作者和编辑

Lily Collison,文学硕士,理学硕士,一名 25 岁痉挛型双瘫男士的母亲,曾在工业和教育领域工作。

Jean Stout,理学硕士,步态和运动分析中心物理治疗师,吉列儿童专科医疗中心,美国明尼苏达州圣保罗市。

Amy Schulz,吉列儿童专科医疗中心物理治疗师及临床教育家。

Candice Johnson,吉列儿童专科医疗中心和吉列 Phalen 诊所康复治疗行政主管。

Tom F. Novacheck,医学博士,吉列儿童专科医疗中心医疗副主任,明尼苏达大学骨科教授,美国脑瘫与发育医学会主席。

译者序

　　幸福的家庭是相同的，不幸的家庭各有各的不幸。脑性瘫痪（简称脑瘫）患者是不幸的，但如果整个生命周期都能得到合理的干预又是不幸中的万幸。最初看到这本书的名字时，我的眼前一亮。因为这是一本涉及从院内到家庭，从儿童到成年，多角度、全生命周期管理痉挛型双侧脑瘫的书。这样的书籍是比较少见的。脑性瘫痪患者到成年后并没有"消失"，"脑性瘫痪"这一名词也不是特指儿童群体。从数量上看，成年后的脑性瘫痪数量远多于脑性瘫痪的儿童。但遗憾的是，无论是国内还是国外，无论是发展中国家还是发达国家，对成年后脑性瘫痪这一群体的关注度明显低于对脑性瘫痪儿童，他们像"透明人"一样生活在你我之间。本书详细客观描述了对于成年脑性瘫痪患者疼痛、关节磨损、辅具应用，以及日常家庭康复的管理，是一大亮点。

　　这本书由多人合作共同完成，主要作者是一位患者的母亲，当你阅读该书时，你可能会好奇一个家长如何能够写出一本关于这种疾病如此全面的书，但作者确实做到了。这位伟大的母亲本是学工科出身，但由于 Tommy（其第三个儿子，患有痉挛型双侧脑瘫）的出现，由最初的对脑性瘫痪一无所知，通过自己的学习、实践，最终成为一名优秀的高学历的康复医学工作者，其中所付出的艰辛可见一斑。她分别从母亲、康复工作者等多个视角对痉挛型双侧脑瘫的管理给出自己的理解和看法，客观中不失温度。此外，文中不时穿插儿子 Tommy、其他儿童康复工作者、作者的朋友，以及其他脑瘫患者家庭成员的治疗心路历程和感人的小故事，因此这也是一本有温度的书，也是让我们决定翻译这本书的动力。另外，在每个章节的前面都有一句经典的名言，巧妙融入本书中,自然而又高雅,使得读者仿佛又是在欣赏一部文学经典。

本书除了介绍基于证据的治疗方法外,还提出一些已被证明无效或仍缺乏有效证据支持的治疗方法,绝大部分内容我们团队是认同的。但因国内外治疗理念差异、观察指标不同,以及循证医学研究方法学的局限性等原因,书内所提出部分观点我们团队持有保留意见,如推拿及高压氧的治疗。这本书的目标读者包括脑性瘫痪(不只是痉挛型双侧脑瘫)患者的父母、青少年和成年患者及其家庭成员,以及医疗康复、教育康复、矫形外科工作者。此外,患者的亲戚朋友及相关专业(如康复医学、特殊教育)的学生也可以从中得到更多启发,开阔视野。多学科团队成员也可以通过阅读本书更好地了解该病并准确地回答患者及家长提出的问题。

正像脑性瘫痪定义描述的那样,脑性瘫痪是一组持续存在的中枢性运动和姿势发育障碍、活动受限症候群;是由不同原因导致的不同种类和严重程度多样化的症候群。无论是哪种类型的脑瘫都需要个性化的全方位的终身管理,特别是痉挛型双侧脑瘫在成年后通过正确的循证的管理,绝大部分患者能够顺利回归社会,找到属于自己的位置,能拥有自己的家庭、事业,有比较满意的生活质量。希望本书的出版能够指引那些迷茫中的患者及其父母寻找正确的方向,也时刻提醒医疗和教育康复工作者以及整个社会去关注成年脑性瘫痪患者,给他们更多的有利资源和便利条件,帮助他们去实现心中的梦想!

本书得以顺利翻译出版,首先要感谢翻译团队成员密切合作和辛勤付出,同时感谢参与文字校对工作的顾振坤、邱久军、陈怡静、黄武杰、梁红红、邢晓、钟嘉敏、周伊敏等人,以及为本书出版作出贡献的所有人。同时本书得到了广东省高水平医院建设基金的资助。

曹建国　姜志梅
2024 年 10 月

原著序

我从 2010 年开始认识 Lily Collison。她是一位对孩子非常尽责的母亲，一直在为患有痉挛型双侧脑瘫的儿子 Tommy 寻求最好的治疗方法。几年前，Lily 曾在吉列儿童专科医疗中心求医。正值青春期的 Tommy 患上了顽固性膝痛，在家附近的诊所并没有找到医治之法。值得庆幸的是，我们医院帮她解决了这个问题。直到今天，我和 Lily 始终保持着联系并一直陪伴着Tommy。那段时间，Lily 运用她的知识和经验，坚定地倡导要为脑瘫家庭及患者开发资源和传播知识。我们共同合作了一些项目，这些项目不仅支持了步态实验室和吉列儿童专科医疗中心的相关研究工作，还促进了社会对脑瘫的认知以及知识交流。

当 Lily 第一次提出应该有一本专门介绍痉挛型双侧脑瘫的书，并表示自己愿意写作时，我感到不确定和怀疑。但是，她给出了很多强有力的理由。我在调查了脑瘫家庭的可及资源后，发现她确实是对的。患者父母主要靠各种零散的资源进行自我教育，如书籍（数量有限）、网站、小册子、讲义等。然而，疾病及其病因的多变性、延误诊断和随处可见的错误信息很容易给他们带来困惑。

Lily 既是一位家长又是医学专业的毕业生，因此她是写这本家庭读物的理想人选。自 Tommy 被确诊以来，Lily 一直致力于研究脑瘫并寻找有效的治疗方案。为了获取更多知识以帮助孩子治病，她经历了很多的困难，因此非常希望别人能够走上比她更容易的道路。通过多年来的所学知识和详细研究，同时得到了吉列儿童专科医疗中心工作人员给予的支持和审校帮助，

Lily完成了本书,其内容全面且通俗易懂。父母作为重要的读者群之一,在陪伴孩子长大成人期间可将此书作为参考。在这本书中,Lily将自己及其他脑瘫家庭的真实故事融入了科学知识中。

这是一本独一无二的书,不仅对痉挛型双侧脑瘫这个疾病进行了详细而专业的介绍,当中还分享了患者及家庭的故事。这是一本很有价值的书,不仅可以作为父母的重要参考资料,还可以作为相关专业医务人员的重要参考资料。通过倾听像Lily这样的父母以及他们孩子的经历,我学到了很多。Lily所写的正是她作为一名母亲关于孩子罹患痉挛型双侧脑瘫的经历。尽管痉挛型双侧脑瘫只是脑瘫的一种亚型,但它却是最为常见的类型。此外,本书中的许多原则也可以广泛地适用于其他类型的脑瘫患者,因为这些孩子在成长过程中同样会受到类似的影响。

当你阅读这本书时,你可能会好奇一个家长如何能够写出一本关于这种疾病如此全面的书,但Lily却巧妙地做到了。当我第一次完整阅读本书时,我的反应是:"哇!",因为它真的是一本珍藏级别的书籍,其内容超越了以往所有的相关著作。

Dr. Tom F. Novacheck

原著前言

教育是最有力量的武器，知识可以改变世界。

Nelson Mandela

如果你正在阅读这本书，很有可能是你的孩子患有痉挛型双侧脑瘫（简称痉挛型双瘫）或者是你自己有这种疾病，也可能是你的家人、朋友或学生患有此病，再或者你可能是该疾病相关领域的专业人员。痉挛型双瘫，又称双侧痉挛型脑性瘫痪，是脑瘫的一种亚型。这是一种终身疾病，其特征是四肢肌肉高度紧张（痉挛），下肢通常比上肢受影响更重（双瘫）。需要注意的是，痉挛型双瘫造成的影响远不止下肢肌肉紧张。这本书详细解释了痉挛型双瘫这个疾病，并讲述了病情是如何随着时间不断发展的。书中提供了至今为止痉挛型双瘫在儿童期、青春期和成年期的最佳管理方案及治疗方法。

我的第三个儿子 Tommy 于 1994 年出生。他有两个哥哥，一个 4 岁，一个 6 岁。他们都十分活泼可爱，因此当时我和我丈夫都感到非常幸福。Tommy 自出生以来就一直哭个不停。三周后，家庭医生坚持要求我停止母乳喂养。她看得出我有多么疲惫，因为 Tommy 一直在哭泣，很难进食（哺乳后很多都会吐出来），而且我们俩都没有得到足够的睡眠。

当 Tommy 三个月大的时候，他持续不断的哭声突然停了。在那以后，他变成了一个安静、快乐的孩子，这让我们都松了一口气。然而几个月后，在进行发育检查时，他被诊断为"发育迟缓"。自 Tommy 一岁时被诊断为痉挛型双瘫以来，我们一直在当地社区接受管理和治疗。他早年接受了引导式教育①，并且在青少年时期多次在明尼苏达州的吉列儿童专科医疗中心（以下简称吉列）接受手术。在我撰写本书时，Tommy 已经是一名 25 岁的大学毕业生，目前在全职工作并独立生活。

（一）为什么需要一本关于痉挛型双瘫的书？

在大多数国家，脑瘫是导致儿童期躯体残疾最常见的疾病，据估计全球约有 1 700 万人罹患脑瘫，其中约三分之一为痉挛型双瘫。因此，痉挛型双瘫是脑瘫的一种常见亚型，在全球范围内约有 600 万双瘫患者。如果这本书能帮助一部分痉挛型双瘫患者，那么写这本书就是值得的。

目前还没有一本专门面向普通读者的关于痉挛型双瘫的书籍。25 年前 Tommy 被诊断出患有该疾病时没有这样的书，而现在仍然没有。许多治疗脑瘫的专科中心现在都有完善的网站，但提供的关于痉挛型双瘫的详细信息并不充足。

也有好的关于脑瘫的文章，但是很多文章都将所有脑瘫亚型包含在其中②。将不同的亚型一起解释，就像使用一本书来阐述所有类型的癌症及其治疗方法一样。每种脑瘫亚型都有其独特之处，对于活动能力和相关健康问题的预后也各不相同。每

---

① 引导性教育是治疗脑瘫儿童的一种方法，它基于教育模式而非医学模式，其特点是将教育和康复目标结合在单个训练项目中。该疗法在匈牙利开发，目前在世界各地的训练中心广泛实施。

② 脑瘫的亚型有痉挛型（包括单瘫、偏瘫、双瘫、三瘫和四肢瘫）、不随意运动型（包括肌张力障碍型和舞蹈 - 手足徐动型）、共济失调型和混合性型。这些术语在第一章第六节中有详细解释。

个亚型的严重程度不同,有轻微的,也有严重的。患有这种疾病的人都会有自己的私心,这是可以理解的——他们只想了解与自身相关的具体病情。如果我被诊断为患有喉癌,那么我只想了解与喉癌相关的知识。如果患的是痉挛型双瘫,那么我只关心与该疾病有关的信息。我不需要了解与我无关的健康问题。

痉挛型双瘫是一种终身性疾病,而作为父母,我们是影响其预后的关键因素。我渴望了解更多关于这种疾病的相关知识,但我的学历背景是科学研究,缺乏相应的知识储备。在互联网成为今天的资源库之前,我曾走遍了我去过的任何城市的书店,但能找到的只有大概描述脑瘫的书籍。我花费了大量时间和精力收集与这种疾病相关的信息。这项艰苦的工作最终使我在十多年前完成了硕士学位,其中包含一项案例研究,详细记录了单次多平面手术①以及术后康复情况,并对结果进行了评估。

写这本书的目的是让读者能够在不浪费过多时间和精力的情况下理解痉挛型双瘫。实际上,有专家指出,医学专业人员通常低估了父母和照护者对孩子病情信息的需求。这个问题也延伸到成年期:成人脑瘫患者认为最大的未满足需求是缺乏关于自己病情方面的信息,包括与脑瘫相关的并发症、预后和病因等方面的信息。痉挛型双瘫孩子的父母通常对该病缺乏全面、长远的了解,他们不清楚孩子的病情会如何随着时间的推移而发展。医学专业人员可以从培训和临床经验中获益,而家长却不能。一开始,我感觉自己就像在玩拼图游戏,但没有盒子上的图片作为参考。虽然有一些碎片,但不知道该如何组合起来。我本想帮我的孩子学习走路,但他的物理治疗师却要求我引导他翻身。

一份好的解释说明能让我们父母更好地了解哪些情况是我们能改变的,哪些是无能为力的。当我们帮助孩子时,更多地

① 单次多平面手术指在一次手术中对下肢进行多个矫形外科手术。

掌握相关知识会增强我们的信心。我常常怀疑："我的做法是否正确？"[①] 然而，深入认识通常能够给予我们更大的信心去完成家庭训练。

如果有一本专门针对痉挛型双瘫的书，就可以避免不必要的焦虑。关于脑瘫的书籍和网站经常列出一长串其他可能存在的问题，如癫痫或学习障碍，与运动障碍不同。然而，这些问题是否存在很大程度上取决于脑瘫的亚型。

关于焦虑的话题，有些人可能会争辩说：如果父母读到一本详细介绍从童年、青春期到成年期痉挛型双瘫相关问题的书籍，他们由于无法处理全部情况，反而可能会变得更加焦虑。我不同意这种说法。作为父母，我们很快就会发现孩子的痉挛型双瘫不会随着年龄增长而消失。当我们看到治疗中心、社区的青少年和成人痉挛型双瘫患者时，我们能够了解到病情是如何进展的。无知不是幸福，对未知事物的恐惧可能是一个更大的问题。事实上，如果我们能够从长远的角度看清孩子的特殊情况是如何发展的，那么了解情况比只是焦虑要好得多。这样做也可以促使我们及早采取行动。成年期的结局很大程度上取决于儿童和青少年时期的管理及治疗（尽管痉挛型双瘫在成年期也会面临该阶段特有的挑战）。如果您是一个痉挛型双瘫孩子的父母，我建议您现在完整阅读本书，包括关于成年期生活方面的章节，以获得全面而深入的视角。

尽管医学专业人员尽了最大努力，他们还是不可避免地会使用医学术语。作为父母，我们面对的是一门新语言。我们不熟悉这些术语，比如"内收"和"背屈"。专业人士可以避免使用这些术语或在沟通时为父母提供解释，家长也可以主动去了解这些常用术语。我认为后者更容易实现。本书为了让父母

---

① 例如，关于家庭训练的项目。

更好地理解这种"新"语言,在书的末尾提供了名词解释。脑瘫的治疗涉及多个学科,包括物理治疗、作业治疗、言语和语言治疗、护理、矫形器、儿科、神经内科、神经外科、骨外科及物理医学和康复(也称为物理治疗)①。在多学科团队中,没有一个专业人员是专门负责向父母解释孩子病情的。在面诊过程中,由于孩子在场和他们的治疗优先,几乎没有时间进行详细解释。让医学专业人员向父母解释病情效率很低。因此,在我看来,最好为父母提供完善的资源,并随后由专业人员回答特定问题。

父母和医学专业人员是共同决策者。我们应该如何有意义地为这个非常重要的过程作出贡献呢? 唯一的方法是深入了解病情。那么,我们如何才能成为孩子的有效支持者呢? 一项对 1 214 名脑瘫患儿的父母和照顾者进行的调查发现,他们认为现有的医学信息不足以指导他们作出决策。教育父母就像是对多学科团队中最重要成员的投资。显然,随着时间的推移,父母的角色会转移到青少年,然后是成年人他们自己身上。

如果不知道最好的管理和治疗方法是什么,那么我们怎样才能确信孩子得到了最好的管理和治疗呢? 本书详细介绍了目前可用的最佳治疗方法,并提供了支持每种治疗方法的证据。很遗憾在 Tommy 最适合选择性背神经根切断术②治疗的时候,我当时并不了解这个方法。

除了介绍基于证据的治疗方法,本书还包括已被证明无效或仍缺乏证据支持的治疗信息。

世界正在发生变化。在医学的各个领域,患者现在都希望

---

①　术语表中提供了关于这些学科的解释。

②　选择性背神经根切断术是一种不可逆的脊髓内神经根的切割,以降低痉挛。

获得良好的信息。这本书就是受这种推动而写成的。

（二）这本书是如何写成的

我确信这本书很有必要，但我没有足够的知识或资格独立完成它的写作。因此，我向吉列儿童专科医疗中心主任提出了这个想法，并非常感激他的理解和支持。在他的领导下，得益于多位医务人员的帮助，这本书终于问世了。"痉挛型双瘫"也称为"痉挛型双侧脑瘫"[①]，或简称为"双侧脑瘫"，常用粗大运动功能分级系统（gross motor function grading system，GMFCS）描述脑瘫儿童和青少年的功能性移动能力。这是一个五级分类系统，Ⅰ级功能受限最轻，Ⅴ级则功能受限最重。GMFCS 分级是评估病情严重程度的一个指标。本书主要与 GMFCS Ⅰ～Ⅲ级的脑瘫患者相关：即能够独立行走或可手持辅助移动设备行走的患者。大多数痉挛型双瘫患者，包括儿童、青少年和成人，属于 GMFCS Ⅰ～Ⅲ级。GMFCS Ⅳ和Ⅴ级的痉挛型双瘫患者自我移动能力受限。

这本书虽然主要关注痉挛型双瘫，但其中大部分内容也适用于 GMFCS Ⅰ～Ⅲ级水平的其他类型痉挛型脑瘫（如偏瘫和痉挛型四肢瘫）[②]。

对于 GMFCS Ⅰ～Ⅲ级的痉挛型双瘫患者，骨骼、肌肉和关节问题，以及行走困难通常是最重要的问题。因此，本书的重点在于探讨肌肉骨骼和运动方面的发育及管理。儿童可能存在其他方面的问题，例如沟通或手功能，并不在本书的讨论范围之内。

（三）如何阅读这本书

尽管每一章都可以独立阅读，但许多章节仍是建立在前面章节所呈现的信息之上。因此，最好先通读整本书，以全面了解这个疾病；之后可以忽略不相关的章节，当需要了解相关知识

[①] 身体两侧均受影响。

[②] 第一章第六节解释了这些术语。

时再重新查看。第五章还专门讲述了患有这一疾病者的生活经历。我的儿子 Tommy 写了结语。本书后面有一个术语表，其中包含了阅读本书时可能遇到的关键术语的定义。

为了简化表述，本书中提到的父母和孩子是指最为普遍的家庭结构形式。然而，我也认识到每个家庭都有其独特性。在本书中，"父母"这一术语包括祖父母、亲戚，以及其他负责抚养痉挛型双瘫儿童的人员。

（四）这本书是为谁而写的

这本书的目标读者包括痉挛型双瘫患儿的父母以及青少年和成年患者。此外，教师、亲戚朋友及学习本科治疗课程和其他课程（如特殊教育）的学生也可从中获益。多学科团队的成员也可以通过本书获得关于痉挛型双瘫的整体观点，更好地了解该疾病并回答人们提出的问题。

（五）通过阅读这本书，读者可以了解到什么

- 痉挛型双瘫是因发育中的胎儿或婴幼儿（两到三岁前）脑损伤所致。脑损伤会导致运动问题，随着时间的推移，肌肉的生长和骨骼的发育也会受到影响。痉挛型双瘫通常不影响智力。
- 目前尚无治愈此类疾病的方法，并且在未来相当长一段时间内也不太可能有所突破。
- 痉挛型双瘫的预期寿命与正常人相当。
- 痉挛型双瘫的严重程度（即 GMFCS 分级）可在两岁时确定。此前无法确定其严重程度是因为婴儿的大脑仍在发育中。
- 痉挛型双瘫通常为轻度或中度，重度少见。
- 在童年时期，几乎所有 GMFCS Ⅰ~Ⅲ级的痉挛型双瘫儿童都能行走。
- 多种治疗方式可单独或组合使用（例如，门诊治疗、家庭训

练、矫形器 [①] 和降低张力 [②]）。这些治疗旨在增加肌肉的伸展性，促进肢体活动，从而预防或延缓肌肉骨骼畸形的发生。已经出现的肌肉骨骼畸形可以通过外科手术进行处理。

- 残疾可能随着年龄增长而加重，而痉挛型双瘫患者的衰老可能比正常人更早。儿童期和青少年时期的良好管理可以优化成年期的结果。
- 尽管痉挛型双瘫会影响肌肉骨骼发育和活动能力，但患者仍然能够参加各种运动竞技。事实上，残奥会运动员已经证明痉挛型双瘫并不妨碍他们达到高水平的体能和技巧。
- 在关于成年期的章节中，您将阅读到一些研究论文。这些研究确定了成年脑瘫患者中经历慢性疼痛、步行能力下降或失业等事件的百分比。您可以采取多种措施，确保孩子在成年后不会经历慢性疼痛、步行能力下降和失业。
- 父母、青少年或成年人可以采取多种措施来减轻痉挛型双瘫对他们生活的影响。

[①] 矫形器（或支具）是一种用来固定身体特定部位以调整其结构和功能的装置，通常由轻质定制成型的塑料或碳纤维制成。

[②] 肌张力是指肌肉在静息状态下的张力。肌张力有一个"正常"范围，当超出正常范围时将表现为"异常"，可能降低（肌张力低）或增高（肌张力高）。

目录

第一章　脑性瘫痪

第一节　概　　述

所以在走每一步之前
都要深思熟虑
记住这就是生活
一场平衡的表演
永远保持机警的大脑
不要搞错你的步伐
你会成功吗？
当然会！
（98.75% 保证）
孩子，你会改变世界！
Dr. Seuss，《噢！你将要去的地方！》

如果我们想要充分了解痉挛型双瘫，首先需要理解脑性瘫痪（cerebral palsy，CP，简称脑瘫）这个总体概念。脑瘫于 1861 年由英国医生 William Little 首次描述，又称"Little 病"。多年来，医学专家们对脑瘫的定义进行了很多讨论，采用过不同的定义，但后来又陆续被摒弃。最新的脑瘫定义于 2022 年发布，内容如下：

脑性瘫痪是一组持续存在的中枢性运动和姿势发育障碍、活动受限症候群，这种症候群是由于发育中的胎儿或婴幼儿脑部非进行性损伤所致。脑瘫的运动障碍常伴有感觉、知觉、认知、交流和行为障碍,以及癫痫和继发性肌肉、骨骼等问题。

表 1-1-1 解释了该定义中使用的术语。

表 1-1-1 脑瘫定义中的名词解释

名词	解释
脑部	指大脑、小脑、脑干病变导致的运动障碍,除外脊髓、周围神经及肌肉病变等引起的运动障碍
一组	强调的是不同原因导致的,不同种类和严重程度多样化的症候群
持续存在	排除了一过性的异常,但是要注意临床异常表现的模式是不断变化的
障碍	儿童正常有序的神经生理发育受到影响后出现的一种状态(异常、失调、混乱),而且这种状态持续存在
运动和姿势	指异常的运动模式和姿势,运动失调及肌张力异常。异常的运动控制是脑瘫的核心表现,其他不是主要影响到运动模式和姿势异常的神经发育障碍不能诊断为脑瘫
活动受限	活动是指个体执行一项任务或动作;活动受限是指个体在活动时存在困难。步行困难即是活动受限的一个例子
非进行性	导致脑部病理改变的事件不再进展,但这种损害引起的临床表现会随着不同的发育进程而有所改变
发育	是脑瘫定义中的关键特征,脑瘫的发育本质决定了干预的理论基础和方法。运动障碍的症状一般在 18 个月以前表现出来

续表

名词	解释
胎儿或婴幼儿	脑损伤是发生在脑发育早期,远远早于运动异常表现出来的时间,这里指胎儿期至出生后 2~3 岁
伴随	是指运动、姿势异常所伴随的其他异常或损伤,因有些症状可以独立出现,因此表述为伴随而不是合并
感觉、知觉、认知、交流和行为	感觉:视觉、听觉以及其他所有感觉都有可能受到影响。 知觉:统合并解释感觉信息和/或认知信息能力。其损伤不仅是脑瘫直接导致,还与学习和知觉发展的经验活动受限而产生的继发性损伤有关。 认知:整体或特定的认知进程受影响。有明显认知能力落后而没有中枢性运动功能的异常表现,一般不诊断为脑瘫。 交流:包括表达和/或接受性交流,以及社交技能。 行为:包括精神病学等方面的行为问题,如孤独症谱系障碍、注意缺陷多动障碍、情绪障碍、焦虑及行为失常等
癫痫	脑瘫儿童可共患各种类型的癫痫或癫痫综合征
继发性肌肉骨骼问题	如肌肉/跟腱挛缩、躯干扭转、髋关节脱位和脊柱畸形等。很多问题会终身存在,与脑瘫儿童的生长、肌肉痉挛及年龄增长等因素相关

　　脑瘫是一种终身疾病,目前尚无治愈方法,但良好的管理和治疗(将在第三章中介绍)可以帮助减轻脑损伤所致的不良影响。

　　脑损伤发生的时间很重要。胎儿期发生的脑损伤与出生时发生的脑损伤所产生的症状和预后不同,而后者又不同于婴儿期发生的脑损伤。根据共识,只有发生在 2 岁或 3 岁之前的脑损伤才符合脑瘫的定义。在该年龄之后发生的脑损伤称为获得性脑损伤。该年龄界值的制定依据是发生损伤时大脑成熟度的差异。

"脑瘫"这个词在我们的生活中第一次出现是当 Tommy 大约 1 岁的时候。在那之前,我对这个词只有模糊的了解,并不知道它具体意味着什么。

Tommy 错过了许多发育里程碑,最初被认为是"发育迟缓"。几个月过去了,仍未有明确的诊断结果。1 岁生日时他仍然无法独立坐稳,甚至不能拿住奶瓶。于是,我决定向一位直言不讳的儿科医生寻求另外的意见。就诊当天,我从学校接了我的另两个孩子。他们留在候诊室里,高兴地期待着就诊结束后去隔壁吃快餐。

在简短的寒暄之后,这位儿科医生对 Tommy 进行了检查。随后的对话大致如下:

儿科医生:你不知道这孩子得了什么病吗?

我:(礼貌地)不知道(心想:如果我知道,我就不会在这里了)。

儿科医生:(肯定地)他患有脑瘫。而且,如果想知道这个孩子以后会怎样,最主要的不是看孩子,而是看孩子的母亲。

尽管这绝对不是我所期望的,也不是我想听到的,但在经历了数月的不确定和担忧之后,我有一种莫名的解脱感。我很感激这位医生,他让我知道了真相,并且也很欣赏这位医生直言不讳的方式。

那一天,我对儿科医生所说的话不曾有任何看法,但 25 年后,我完全同意这位医生的观点:父母是影响结果的关键因素。那一天,在得知 Tommy 的诊断后,我真切希望能得到这样的一本书。

第二节 病因、高危因素及患病率

小芦苇被风吹弯了腰，
暴风雨过去了，它很快又站了起来。
《伊索寓言》

一、病因和高危因素

"病因"的定义是不言自明的，即导致一种疾病发生的原因。"高危因素"可以被定义为"任何增加疾病或受伤可能性的个人属性、特征或暴露"。因此，病因与脑瘫的关系要强于高危因素。例如，婴儿大脑严重缺氧是造成脑瘫的病因之一，而早产是脑瘫的高危因素而非病因，也就是说，不是每一个早产的婴儿都会罹患脑瘫。脑损伤的可能原因有很多，包括发生在妊娠前、妊娠期、分娩过程中或婴儿早期的各类事件。关于脑瘫的病因和高危因素，我们已经了解了很多，但仍有不少是未知的。不同的读物，可能会列举不同的脑瘫病因和高危因素。

（一）脑瘫的病因

发育中的胎儿和婴儿（最多 2~3 岁）如果因以下原因而遭受脑损伤或脑发育障碍，则可能会发展为脑瘫：

（1）产前、产中或产后脑出血；

（2）颅内感染，包括脑膜炎或脑炎；[①]

（3）休克——组织和器官无法获得足够的血流供给的一种状态；

（4）脑外伤，如严重车祸所致；

（5）出生时或出生后第一个月发生癫痫；

（6）遗传因素。

（二）脑瘫的高危因素

（1）早产和低出生体重。正常妊娠一般持续40周，37周前出生的婴儿罹患脑瘫的风险增大。婴儿出生越早、出生体重越低，则风险越高。由于双胞胎和其他多胎妊娠的婴儿通常出生更早、出生体重偏低，因此罹患脑瘫的风险增高。

（2）母体患有严重疾病、中风或感染。脑瘫孩子在罹患以下疾病的母亲中更常见：

1）经历某些病毒、细菌感染和/或妊娠期间高热；

2）妊娠期间出现凝血障碍或血栓；

3）妊娠期间过度暴露于有害物质；

4）有甲状腺、癫痫或其他严重的健康问题。

（3）婴儿患有严重疾病、中风或感染。在出生时经历严重疾病、中风或癫痫发作的婴儿患脑瘫的风险更大。此类疾病可能包括：

1）严重黄疸（核黄疸是一种罕见的可预防的脑损伤，可发生在出现黄疸的新生儿中）；

2）出生后48小时内癫痫发作；

3）颅内感染，如脑膜炎或脑炎；

4）因血管破裂、阻塞或血细胞异常导致的中风。

（4）妊娠和分娩并发症。例如，胎盘营养不足或分娩时缺

---

① 脑炎是大脑的急性炎症（肿胀），通常是由病毒感染或免疫系统错误地攻击脑组织引起的。

氧，母婴血型不相容。

（5）遗传问题。

（三）文献告诉我们什么

（1）尽管如果严重的话，任何一种危险因素都足以引起脑瘫，但更常见的是多种危险因素同时存在导致了脑瘫。一个因素可能与另一个因素相互作用而导致脑损伤，例如怀孕期间的一个（或多个）事件与出生压力和遗传易感性相结合。

（2）文献表明，妊娠事件比分娩事件更可能导致脑瘫的发生。具体如下：

1）1959—1974 年间进行的一项大型研究跟踪了大约 50 000 名妇女及其子女，从第一次产前检查直至孩子 7 岁。该研究发现，分娩期间的事件并不是导致脑瘫发生的主要因素；大多数病例的病因来源于分娩开始之前，其中宫内炎症 ① 是不良妊娠结局的主要原因之一。

2）至少 70% 的脑瘫病例在妊娠期间出现先兆事件 ②，但只有 10%~20% 的病例与婴儿的出生过程有关。

3）大多数导致脑瘫的脑损伤发生在怀孕的后半阶段，这是大脑发育速度最快的时期。

（3）脑瘫的某些高危因素正在减少，但其他高危因素正在增加。虽然新生儿护理的进步降低了产伤的风险，但随着这些进步，更多的早产儿和低出生体重婴儿得以存活，其中一些可能会发展为脑瘫。辅助生殖技术导致更多的多胞胎，如前文所述，多胞胎是脑瘫的危险因素。由于一些高危因素正在减少，而另一些高危因素正在增加，这一事实导致发生的脑瘫类型出现了变化。例如，24 周时出现的脑损伤可能与 28 周或 36 周时出

---

① 炎症发生时通常表现为身体某个部位的红、肿、热、痛，是身体对损伤和感染的一种反应。

② 指存在于之前或逻辑上先于另一个事件的事物。

现的脑损伤不同。在这之前，24 周出生的婴儿都无法存活；现在，这些婴儿中有许多幸存下来。然而，有些婴儿可能会发展成脑瘫。最常见的脑瘫类型在世界不同的地区有所差异，具体取决于高危因素的发生情况。

（4）在大约 90% 的病例中，脑瘫是由健康脑组织受损而不是脑发育异常引起的。

（5）通过磁共振成像（magnetic resonance imaging，MRI）可以确认很多脑瘫患者存在脑损伤，但并非所有病例。高达 17% 的脑瘫患者 MRI 脑部扫描结果正常。影像学检查可能有助于确定脑损伤发生的时间。

（6）一个独立的儿童个体发生脑瘫的原因通常是未知的。

二、患病率

疾病的患病率是指特定人群在特定时间点患有某种疾病的比例。患病率可能因地域而异。2013 年的一项全球性的回顾性研究发现，脑瘫的总体患病率为 2.11‰[①]。该研究还发现，尽管高危早产儿的存活率有所提高，但脑瘫的患病率保持不变。

其他重要的知识点如下：

（1）脑瘫是导致儿童躯体残疾的最常见原因。

（2）男性罹患脑瘫的风险高于女性。最新研究数据发现，57% 的脑瘫患者为男性，而男性占所有新生儿的 51%。这可能是因为男性具有某些可能导致脑瘫的神经细胞脆性。值得注意的是，脑瘫研究中的男性参与者通常多于女性参与者。

（3）脑瘫的患病率高且严重影响患者的生存质量，然而用于脑瘫研究的资金却远远不足。

---

① 2004 年之前的出生人数。

我相信，在孩子诊断脑瘫后，如果能通过某些方法将这些诊断资料传达给在怀孕和分娩期间为母婴提供护理的产科医生，这可能会为未来的临床实践提供重要信息。或者，父母可以考虑同意到区域性或国家脑瘫登记中心进行登记，并允许医务人员或研究者合理访问其从妊娠至出生期间的医疗记录。

虽然我不知道是什么原因导致 Tommy 患上脑瘫，但在早期我浪费了很多时间为此内疚。我在怀孕期间，工作很努力，压力很大，所以我觉得自己是有责任的。但如今，我不再有那种内疚感，因为我没有故意做错任何事：我的生活环境让我非常忙碌。此外，脑损伤的可能原因有很多种。在此，我劝诫父母不要浪费时间在内疚上——既然已如此，我们必须向前迈进。

第三节　诊　　断

接受现实，就是明知道悲伤是一条汹涌的河流，
但还是要奋不顾身地冲进去，
因为它会承载着你去下一个地方，
最后到达一片开放的区域，
在那里，一切会好起来。

Simone George

有些新生儿会明显表现出脑瘫的症状，但很多病例并非如此。医生根据孕期的特殊情况或是否出现早产或难产等问题，

可能会预料到发生脑瘫的可能性,但更多的情况是,仅在新生儿出现发育里程碑延迟的时候才会怀疑其是否罹患脑瘫。即使医学专家怀疑孩子是脑瘫,也可能不会直接将这种怀疑告诉父母。非常遗憾,与唐氏综合征等其他疾病不同,脑瘫并没有明确的诊断性检查。

诊断困难更多是出现在轻度和中度的脑瘫儿童中,因为重度脑瘫通常在早期症状就已经很明显了。痉挛型双瘫多为轻度或中度,因此诊断难度大。然而,一些理念正在向早期诊断转变:

(1)2011 年,专家们提出了一种理念的改变:将脑瘫干预的时机从明确诊断后(通常是晚期)提前到在确认有脑瘫“风险”时便立即开始。

(2)2016 年,有学者提出,有高危因素的婴儿应被视为存在脑瘫风险,并应提供强化筛查。

(3)目前有许多评估方法可用于校正年龄[1] 小于 5 个月的脑瘫诊断,包括 MRI、全身运动评估、婴儿运动表现能力测试(test of infant motor performance,TIMP)[2] 和标准化神经学检查等。

专家指出,临床医生[3] 应明白及时转诊进行早期干预的重要性,这样才能:

(1)优化婴儿的运动和认知可塑性。[4]

---

[1]　对于早产儿,需要时间来确定婴儿的发育迟缓是否与早产相关。术语“校正年龄”指的是如果婴儿按照预产期而非早产出生,其实际年龄应为多少。“实际年龄”指的是从出生日期算起,婴儿的实际年龄。在评估生长和发育技能时通常使用校正年龄。

[2]　Prechtl 全身运动评估和婴儿运动表现能力测试是针对婴儿运动的评估工具。

[3]　临床医生是直接与患者接触的医疗专业人员,而不是从事研究或实验室工作的人员。

[4]　“认知”可以定义为获取和理解知识的过程。运动和认知可塑性是神经可塑性的两种类型。“可塑性”是指人脑在受伤后通过神经细胞改变其结构和功能以响应各种外部和内部压力(包括行为训练)而恢复的能力。

（2）预防继发性肌肉骨骼问题。

（3）在父母得到诊断后给予支持。

针对医学专家的诊断，父母的意见主要在以下两个方面：一是提供的信息不明确；二是悲观的沟通方式。

诊断是一个过程，而不是一个事件。父母第一次跟医学专家见面时，能消化吸收的信息非常有限，所以后续的持续沟通也非常重要。

父母得知孩子罹患脑瘫的消息是很难受的，在这个过程中他们可能会感到非常悲伤。回想起来，我在经历了几个月的不确定之后，得到明确诊断对我而言反而是一种帮助。这激励我立即采取行动，去寻找帮助孩子最好的方法。这便是我应对这个消息的方式。当然，每个父母都会以自己的方式处理孩子的诊断，我鼓励所有父母尽可能快地了解孩子的病情，而本书的内容可能会有所帮助。

这本书的早期读者之一是一名护士兼心理治疗师。她的儿子患有痉挛型双瘫，因此写了一篇关于在不同阶段如何处理孩子病情的文章。这篇文章放在了本书的附录中。

我翻看 Tommy 一年级时的照片，发现他的症状在早期就已经很明显了。现在回想起来，我觉得他的诊断本可以提前很多。然而，遗憾的是，他直到 1 岁才被确诊，干预也是从那时才真正开始。我认为，如果临床医生怀疑一个孩子患有脑瘫，他们应该立即告知其父母。在我看来，延迟诊断和干预可能造成的危害，比一个疑似诊断后来被推翻造成的危害更大。事实上，孩子在疑诊期间可能接受的唯一干预是物理治疗，这并不会对他们造成任何伤害。

你可能会问，为什么会延误诊断？其中的一个原因是，医生在确定孩子诊断完全无误前，可能并不想告知父母。

如果（不负责诊断的）医务人员强烈怀疑一名儿童患有脑瘫，他们应该怎么做呢？我认为，他们有责任立即与负责诊断的医务人员沟通。同样地，如果父母怀疑他们的孩子可能有问题，也应尽快告知医生。

我记得，在与一位朋友讨论孩子的诊断时，她提出了一个有趣的观点：有时父母宁愿选择没有听到坏消息；不纠结当前的境况，可以这么说，对医生和家长来说都是最容易的。然而，这没有任何意义——它只会在时间紧迫时候增加焦虑并延误干预。

我很高兴在文献中读到，最近关于脑瘫照护的理念正在向早期诊断转变。我最近读到一篇论文，该论文指出，脑瘫孩子的母亲如果之前有一个正常发育的孩子，那她通常会在早期阶段就能感觉到孩子的异常。本文建议，医学专家应该认真对待来自这些有经验的父母的担忧。当 Tommy 刚出生的第一天时，我就感觉到有些不对劲，因为他一直哭个不停。到了晚上，我便提出是否可以请儿科医生检查一下。他长时间哭泣且声调异常。值班的儿科医生过来看了他，安慰我说一切都好，我也接受了医生的安慰。多年后，我记得曾委婉建议一位密友，让她带孩子接受评估，因为我觉得她孩子的哭声有些异常。后来，评估结果发现，朋友的孩子患有严重的发育问题。

在 Tommy 很小的时候，我曾读过至今仍能引起我共鸣的书。该书讲述了主人公是如何抚养患有唐氏综合征的儿子。她将这段经历描述为在度假，尽管目的地并不是心中所想。有些人可能会觉得这篇文章过于伤感，但这种心态是值得我们学习的。

第四节　国际功能，残疾和健康分类

> 改造一个人难于登天，
> 改造其周围环境则可缓缓为之。
> Tom Shakespeare

《国际功能，残疾和健康分类》(international classification of functioning, disability and health, ICF) 是由世界卫生组织 (World Health Organization, WHO)[1] 提出的用于反映所有与人体健康有关的功能和残疾的状态分类。这个框架[2] 有助于展现个体的健康状况对不同层面的影响，以及这些层面是如何相互关联的。它提示我们要看到事件的全貌，站在残疾人的角度看待他们的世界。这个框架简称为 ICF (图 1-4-1)，其中 F 指的是功能，是其重点所在。

ICF 为我们提供了一种看待健康和残疾这两个概念的方式。每个人都可能发生健康状况的下降，从而经历一些残疾。这不仅仅是发生在少数人身上的事情。因此，ICF 将残疾"纳入主流"，并将其视为一种普遍的人类经历。通过将关注点从健

---

[1]　世界卫生组织 (WHO) 是联合国负责公共卫生的机构。1948 年，WHO 采用了以下健康定义："健康不仅仅是指一个人没有疾病或虚弱现象，而是指一个人在生理上、心理上和社会适应上的完好状态"。这是一个非常有趣和广泛的定义。同样有趣的是，这个 1948 年的定义至今未被修改——它经受住了时间的考验。

[2]　框架是一种解释特定概念的结构。

康状况的病因转移到影响上，ICF 将所有健康状况置于平等地位，并允许对它们进行比较。

> 你可能想知道为什么我们需要一个框架来了解健康状况。随着我对 ICF 了解得越来越多，我才真正看到它的用处。每个人都可能发生健康状况的下降并因此经历一些残疾，这个观点是有实际用处的。它想表达的思想为，人并不是单纯地在两个盒子中二选一（打个比喻）：健康或残疾。相反，健康与残疾之间存在连续性。ICF 框架侧重于脑瘫患者在生活中的功能，因此非常有指导意义。

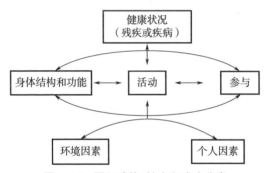

图 1-4-1　国际功能，健康和残疾分类

ICF 框架描述了个体功能的三个层面，并将残疾定义为个体在这三个层面中的一个或多个存在功能障碍：

（1）身体结构和功能（body functions & structure）是指身体的解剖部位或身体某个部位的功能①。痉挛就是在这个层面上的。损伤（impairments）是身体功能或结构的问题，例如异常或丧失。

（2）活动（activity）是由个体执行一项任务或行动。例如，这个人能走路或踢球吗？活动受限（activity limitations）是个体

---

① 世界卫生组织正式将"身体功能"定义为身体系统的生理功能（包括心理功能）。"身体结构"被定义为身体的解剖部位，如器官、肢体及其组成部分。

在执行活动时存在困难。根据脑瘫的最新（2022年）定义，个体的运动障碍程度会导致活动受限。

（3）参与（participation）是参与一种生活情境。和朋友一起运动或工作都是社会参与的例子。参与限制（participation restrictions）是个体在参与生活情景时存在困难。

ICF框架还包含了三个功能层面的影响因素（称为背景因素）：

（1）环境因素（environmental factors）是指人们构建生活的物理、社会和态度环境。物理环境的例子包括家庭和社区中的建筑性障碍，例如室内没有扶手的台阶或楼梯，或者有楼梯但缺乏电梯的校舍。

（2）个人因素（personal factors）包括性别、年龄、应对方式、社会背景、教育、职业、过去和现在的经历，以及影响个人残疾经历的其他因素。个人因素的例子如一个人的态度、决心、动机和毅力等。

人类功能的三个层面以及环境和个人因素，均与健康状况相互关联。

ICF对活动进行了区分：运动能力（motor capacity）指一个人在标准化、受控的环境中可以做什么；运动表现（motor performance）指一个人在日常环境中实际做了什么。例如，孩子在医生和父母的注视及鼓励下在平整的地面上行走，与他们在拥挤且可能不平的操场地面上行走是否会一样呢？

在考虑活动时，需要牢记第三个概念是运动潜能（motor capability），即一个人在日常环境中可以做什么。例如，一个孩子可能能够骑自行车上学，即他们有能力，但他们可能选择不骑自行车。也就是说，他们的表现受到选择的影响。物理和社会环境以及动机等个人因素会影响能力、潜能和表现之间的关系。

有学者开发了关于儿童发展的"六个F"，并将其插入ICF框架的不同层面，对该框架进行了适用性的改编，见图1-4-2。对于有健康问题的儿童，健康（fitness）、功能（function）、

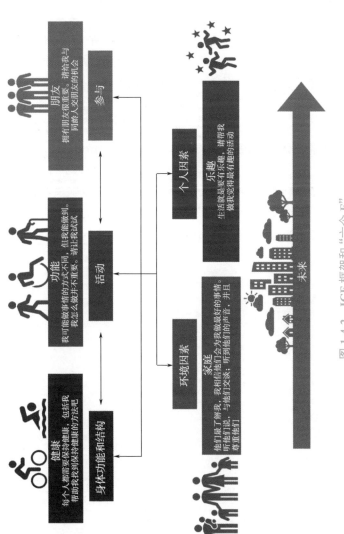

图 1-4-2 ICF 框架和"六个 F"

朋友（friends）、家庭（family）、乐趣（fun）和未来（future）是需要重点关注的领域。事实上，这些也适用于成年人。

> 这些年来，我的观念深受 ICF 的影响。早期，我非常关注身体功能和结构层面的问题。后来，我才明白这三个层面之间的关系。例如，骨科手术通过解决肌肉和骨骼问题，改善身体功能和结构。更重要的结果是，孩子可能走路变得更轻松，消耗的能量更少。这便是活动层面的进步。如果孩子步行不那么累，他们便能够跟上同龄人的步伐，与同龄孩子一起做更多的事情，从而得到参与层面的提高。我也开始明白，治疗需要在活动和 / 或参与层面上让孩子受益，而不是仅仅在身体功能和结构的层面上。然而，需要记住的是，我们并不能保证某一个层面的治疗一定会帮助改善孩子在另一个层面的能力。

第五节　运动功能和粗大运动里程碑

> 这是个人的一小步，
> 却是人类的一大步。
> Neil Armstrong

一、运动功能

运动功能包括两大类：粗大运动功能和精细运动功能。

（1）粗大运动功能（gross motor function）又叫粗大运动

技能或粗大运动活动,是指手臂、腿和其他较大的身体部位的运动,涉及大肌肉的参与。例如,坐、爬、站、跑、跳、游泳、投掷、接球和踢腿。这些动作涉及个体保持平衡和改变姿势的能力。

（2）精细运动功能（fine motor function）又叫精细运动技能或精细运动活动,是指在手腕、手、手指、脚和脚趾上发生的较精细的运动,涉及小肌肉的控制。例如,用拇指和示指捡起物品,以及书写。这些动作通常涉及手眼协调,需要高度精确的手和手指运动。

粗大和精细运动功能的发展受神经控制（即受神经系统控制）,其在脑瘫儿童中受不同程度的影响。如果不进行治疗,这些功能在自然进展中可能会有所改善;但需要强调的是,积极治疗是尽早最大限度地恢复运动功能的关键,这也是为什么早期干预如此重要的原因。

二、粗大运动里程碑

在正常发育的儿童中,粗大运动里程碑有一定的时序规律。世界卫生组织进行的一项大型研究发现,几乎所有正常发育的儿童在 9 个月和 18 个月时都实现了独坐及独走,但存在一些差异[①]。达成以下六个粗大运动里程碑的平均年龄和年龄范围如下:

（1）独坐: 6.0（3.8~9.2）个月;

（2）扶站: 7.6（4.8~11.4）个月;

（3）手膝爬: 8.5（5.2~13.5）个月;

（4）扶走: 9.2（5.9~13.7）个月;

---

① 该研究在多年内收集了来自不同地区的 816 名健康儿童的数据,具有代表性。该研究发现男孩和女孩之间没有差异。

（5）独站：11.0（6.9~16.9）个月；

（6）独走：12.1（8.2~17.6）个月。

与正常发育的儿童相比，判断是否有发育迟缓时，这些里程碑有重要的参考价值。粗大运动里程碑延迟是脑瘫的标志之一，这可能也是第一个提醒家长和 / 或医务人员孩子可能存在问题的征兆。需要注意的是，并非所有儿童都会爬行（即使是正常发育的儿童）。

早期运动发育阶段——坐、站、爬行对于步行的发展非常重要。也就是说，早期的发育阶段包含了一些后期发育阶段的前兆。在可能的范围内，遵循（经历）这些运动发育阶段对于患有脑瘫的儿童来说非常重要。然而，有些情况下需要进行取舍。例如，研究表明，针对 2.5 岁及更年幼且具有较严重运动障碍的儿童，提供电动移动设备是有益于功能和发展的。通过使用电动移动设备，儿童的语言、探索能力、社交功能和自发运动都得到了改善。即使对于轻度运动障碍的儿童，也可能存在遵循正常运动发展阶段与促进儿童活动和参与之间取得平衡的方法。

三、粗大运动功能测试

在脑瘫儿童中，常用的评估粗大运动功能的方法是粗大运动功能评估量表（gross motor function measure，GMFM）。GMFM-88 包括 88 个项目（技能），可测量儿童在五个粗大运动功能领域的能力：

（1）卧位和翻身；

（2）坐位；

（3）爬和跪；

（4）站立；

（5）行走、跑和跳。

这 88 个项目是正常发育儿童在 5 岁时已经掌握的技能。GMFM-88 之所以值得参考，是因为它可以让您了解孩子除独立行走（GMFM 上的第 69 项）之外还存在哪些技能。这些技能包括越过障碍物、踢球、奔跑、跳跃和爬楼梯等，都需要平衡感。粗大运动功能评估通常由物理治疗师完成，要求孩子光脚——也就是说没有步行辅具、矫形器或鞋子（可以通过多次评估来检查穿戴这些辅具时所提供的帮助。例如，一个孩子可能会依靠矫形器、鞋子和拐杖来行走，但如果没有这些器具，则不能行走）。即使是轻度的脑瘫患者，大多数也无法完成所有项目 [1]。

GMFM-88 最终的测试结果为每个项目的得分之和，并以最高得分的百分比表示。GMFM-88 得分越高说明孩子的粗大运动功能越好。还有一个较短的 66 项版本称为 GMFM-66，需要软件来计算结果 [2]，其评分范围为 0~100 分。

GMFM 是在 ICF 的活动层面上评估技能。GMFM 衡量的是孩子能做什么，而不是他们做得有多好。例如，第 69 项测试孩子是否可以向前走 10 步，而不是他们走这段距离的表现如何［此外，如上所述，孩子可能无法光脚行走该距离，但可能可以借助辅具（如拐杖）行走］。

附录 2 中包含有关粗大运动功能的更多信息。

> 作为一个家长，我从来没有太多地思考过步行这个技能。我的两个大孩子一岁前就会走路了，并且在我没有注意

---

[1]　粗大运动功能并不仅仅可以用 GMFM 来评估。根据儿童的年龄，除了运动功能外，还有许多工具可用于筛查运动发育迟缓，包括婴儿运动表现测试、Bayley 婴幼儿发育量表、Peabody 运动发育量表和 Bruininks Oseretsky 运动能力测试等。

[2]　在 GMFM-66 中，项目按难度分级，而在 GMFM-88 中，所有项目对总体结果的贡献相等，不考虑难度。

到的时候就发展出奔跑和跳跃的技能。只有当出现问题时，我们才会开始思考孩子的步行能力实际涉及什么。

在书的这一部分包含了如此多关于粗大运动功能的信息，主要是为了确保读者能够理解提高粗大运动功能意味着什么。这不仅仅是关于达成粗大运动里程碑：参照 GMFM 的评估结果，即使是粗大运动功能的小幅度增加，也可能对孩子的生活产生重大影响。

第六节　分　　　型

秩序和简化是掌握一门学科的第一步。
真正的敌人是未知的领域。
Thomas Mann,《魔山》

一、脑瘫的分型

多年来，人们一直在讨论对脑瘫的分类。分类或分组有很多用处。首先，疾病分型提供了关于该疾病及其严重程度的信息；其次，我们可以从同类型的患者身上学习到更多知识。

一个好的评估或分类系统必须是：

（1）有效的：实际上测量了其需要测量的内容。

（2）可靠的：不同人或同一人在不同时间使用时，得到相同的结果。

（3）准确的：衡量测量值与真实值有多接近（例如箭靶上箭矢离目标有多远）。

（4）精确的：衡量一个测量结果的可重复性（例如第二支箭矢距离第一支箭矢有多近，无论两者是否都靠近目标）。

我们可以用一台厨房秤（称重器）来说明不同的概念：

（1）如果该秤能称出真实的重量，则该秤是有效的。

（2）如果无论谁使用该秤或何时使用它都提供相同的读数，则该秤是可靠的。

（3）如果在称量已知标准重量时读数正确，则该秤是准确的。

（4）如果对同一物品进行多次称重得到相同的读数（无论是否准确），则该秤是精确的。

在本节中，我们介绍了三种主要的脑瘫分型方法。它们分别基于：

（1）瘫痪部位：身体受累及的部位。

（2）运动障碍：运动障碍类型。

（3）粗大运动功能：功能性移动水平。

1. 根据瘫痪部位进行脑瘫分型　传统分型见表1-6-1。这个分类系统的一个缺点是缺乏精确性。然而，这种分类脑瘫的方法已经被广泛使用，并且仍在继续使用。

最近被欧洲脑瘫监测组织（Surveillance of Cerebral Palsy in Europe，SCPE）采用的脑瘫分类系统，同样的也是基于瘫痪部位。SCPE分类系统被认为是可靠的，但还有改进的空间。这个分类系统定义了两种主要的脑瘫类型：单侧和双侧。详见表1-6-2。

表 1-6-1　基于瘫痪部位的脑瘫分型

脑瘫分型		受累身体部位	
英文名称	中文名称		
monoplegia	单瘫	单个肢体受累,通常是下肢	
hemiplegia	偏瘫	身体一侧的上肢和下肢受累,通常上肢比下肢严重	
diplegia	双瘫	所有四肢受累,但下肢比上肢更严重,上肢通常只表现出精细运动障碍	
triplegia	三瘫	三个肢体受累,通常是两侧下肢和一侧上肢。在上肢受累侧的下肢通常更严重	
quadriplegia	四肢瘫	四肢和躯干均受累,也被称为四肢瘫痪(tetraplegia)	

表 1-6-2　基于瘫痪部位的脑瘫分型——SCPE

脑瘫分型		受累身体部位
英文名称	中文名称	
unilateral	单侧脑瘫	仅身体一侧受累
bilateral	双侧脑瘫	身体两侧均受累

2. 根据运动障碍类型进行脑瘫分型　另一种脑瘫分型的方法是基于运动障碍[①]的主要特征。脑瘫的特点是肌张力异常和运动控制问题，可能包括或不包括不自主运动。关于分型的简要说明详见表 1-6-3。

表 1-6-3　基于运动障碍类型的脑瘫分型

脑瘫分型		说明
英文名称	中文名称	
spastic（spasticity）	痉挛型	痉挛是一种肌肉张力异常增加或僵硬的状态，可能会干扰运动和言语，并伴随着不适或疼痛。痉挛的定义包含了"速度依赖性的牵张反射增强"这一特征。根据身体受累部位的不同，痉挛型脑瘫可分为单侧和双侧

[①]　运动残损或运动障碍是一种影响运动和姿势发展的病症。

续表

脑瘫分型		说明
英文名称	中文名称	
dyskinetic（dyskinesia）	不随意运动型	不随意运动型脑瘫被定义为"与不自主、不受控制、反复出现的刻板运动模式相关的异常姿势和/或运动模式"（刻板的运动模式意味着这些运动是特定于该人的一种特定模式，会重复出现）。不随意运动型脑瘫可以分为肌张力障碍型或手足徐动型 （1）肌张力障碍型：肌张力障碍是一种运动障碍，持续的肌肉收缩导致扭转和重复运动或姿势异常。这些不自主且有时伴随疼痛的运动可能影响单块肌肉、一组肌肉（如手臂、腿部或颈部的肌群）或整个身体。 （2）手足徐动型：特点是短暂、不规则的肌肉收缩，不重复且没有节奏，但似乎是从一块肌肉流向另一块肌肉，常伴有扭转和扭动的动作
ataxic（ataxia）	共济失调型	患有共济失调者表现为手臂和腿部肌肉控制不良所致的平衡及协调障碍或步态异常
mixed	混合型	部分人同时具有肌张力异常和/或不随意运动的混合症状。例如，患有痉挛型双瘫的人可能既有痉挛又有不随意运动。此时，根据主要特征进行脑瘫分型：如果痉挛是主要特征，则为痉挛型脑瘫；如果肌张力障碍是主要特征，则为肌张力障碍型脑瘫。然而，部分人可能没有明显的主导特征，在这种情况下，可以被归类为混合型脑瘫

大多数研究报告称,痉挛是最常见的运动障碍类型,尽管确切的百分比有所不同。目前的普遍共识是,60%~85%的脑瘫患者属于痉挛型。只有痉挛型脑瘫可以细分为双侧或单侧,不随意运动型和共济失调型通常影响全身。

3. 根据粗大运动功能进行脑瘫分型　　最后一种脑瘫分型的方法是基于粗大运动功能,并使用粗大运动功能分级系统(GMFCS)作为分类的工具。如前一节所述,粗大运动功能涉及手臂、腿和其他较大身体部位的运动。

GMFCS 是一个五级分类系统,描述了患有脑瘫的儿童和青少年的功能性活动能力。它基于儿童和青少年自己的移动方式,重点关注坐姿、转移(从一种姿势到另一种姿势)和移动能力。GMFCS 包括五个年龄组的描述:<2 岁,2~4 岁,4~6 岁,6~12 岁和 12~18 岁。该分类系统强调儿童/青少年在日常环境中(即家庭和社区)的通常表现[①],通过选择最符合当前年龄下该儿童特征的描述,匹配到相应的 GMFCS 分级。

以下是 GMFCS 五个分级的描述;每个级别的标题描述了大于 6 岁儿童最为典型的移动方式。GMFCS Ⅰ级的运动限制最轻,GMFCS Ⅴ级的运动限制最重,也就是说,随着等级的增加,运动限制的严重程度也会增加。需要注意的是,各个等级之间的差异并不均等。

(1)GMFCS Ⅰ级:不受限制的步行。

(2)GMFCS Ⅱ级:受限制的步行。

(3)GMFCS Ⅲ级:使用手持式移动器材来步行。

(4)GMFCS Ⅳ级:受限制的自我移动能力;可采用电动式

---

① 在这个背景下,"社区"可以被解释为"远离家的地方"。由于家里的环境可能非常适合或适应于儿童和青少年的需求,因此他们在家中移动通常更容易。社区则可能更具挑战性。需要重点关注的是,环境和个人因素对儿童和青少年在日常环境(家庭或社区)中能够做什么可以产生怎样的影响。这在第 4 节国际功能、残疾和健康分类中有提到。

的移动方式。

（5）GMFCSⅤ级：通过手动推动的轮椅被载送。

尽管 GMFCS 分级是对大于 6 岁儿童最佳移动方式的描述，实际上我们可以使用这些描述更早地对脑瘫儿童进行分类。

以下总结了 GMFCS Ⅰ~Ⅲ级的脑瘫儿童开始步行的情况：

（1）GMFCS Ⅰ级：儿童在 18 个月到两岁之间独走，无须任何辅助移动设备①行走（需要注意的是，即使是 GMFCS Ⅰ级，儿童的独走时间也晚于正常发育的儿童，如在第一章第五节的粗大运动里程碑里所提到的）。

（2）GMFCS Ⅱ级：2~4 岁的儿童通常使用辅助移动设备作为首选的移动方式；4~6 岁时，可在室内独走，无须使用手持式移动设备，也可在室外的水平地面上短距离行走。

（3）GMFCS Ⅲ级：2~4 岁的儿童可以使用手持移动设备（助行器）在室内短距离行走，但需要成人协助转向和转弯；4~6 岁时，可在水平地面上使用手持移动设备行走。

GMFCS 的完整版本是一份简短但非常有用的文档。该文档详细介绍了每个年龄段及每个 GMFCS 级别的移动能力，并概述了各级别之间的区别，以帮助确定最接近特定儿童 / 青少年当前粗大运动功能水平的 GMFCS 分级。

GMFCS 已被证明在孩子 2 岁后随着时间推移相对稳定。最近的一项研究为此提供了进一步的证据。由于 GMFCS 分级是稳定的，所以一旦知道孩子的 GMFCS 级别，就可以了解孩子将来的活动能力。这有助于回答我们父母在早期提出的部分问题，例如"我们的孩子会走路吗？"或者"他们所患的脑瘫有多严重？"

---

① 辅助移动设备（也称辅助设备、步行辅助器具、移动辅助器具和步态辅助器具）包括拐杖、手杖、反向助行器、步态训练器（一种比助行器提供更多支撑但弱于轮椅的设备）和轮椅。

　　需要注意的是,正如痉挛型双瘫的诊断在儿童的一生中通常是稳定不变的一样,他们的 GMFCS 分级通常也是稳定不变的。换句话说,脑瘫儿童的身体受累区域和疾病的严重程度(GMFCS 分级)通常不会改变。

　　GMFCS 分级以往是由医疗专业人员进行评估,但现在父母或年轻的脑瘫患者可以使用 GMFCS 家庭报告问卷(GMFCS family report questionnaire, GMFCS-FR)自行评估。研究已证明,专业人员的评估报告和家庭评估报告是一致的。墨尔本皇家儿童医院的医学专家基于 GMFCS 开发了两个年龄段(6~12 岁和 12~18 岁)的插图,详见图 1-6-1 和图 1-6-2。

　　根据 GMFCS,SCPE 将脑瘫儿童的步行能力分为三个级别:

　　(1)GMFCS Ⅰ~Ⅱ级:轻度,独走。

　　(2)GMFCS Ⅲ级:中度,使用辅助器具行走。

　　(3)GMFCS Ⅳ级和Ⅴ级:严重,坐轮椅。

粗大运动功能分级系统扩展与修订版(GMFCS E & R)——6 岁至 12 岁生日前:描述和插图

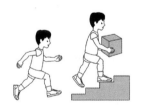

GMFCS Ⅰ级

孩子能在家中、学校、户外和社区步行。可以在身体没有获得他人帮助的情况下,上、下路边台阶,并且上、下楼梯时不需要扶手。孩子具有跑跳能力,但是在速度、平衡和协调性方面受到一定程度的限制

图 1-6-1　粗大运动功能分级系统扩展与修订版
(GMFCS E & R)——6~12 岁

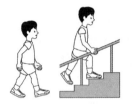

GMFCS II级
孩子能在大多数环境中步行。当长距离步行时，或在不平坦地面、狭窄拥挤的场所、有斜坡的地方，以及携带物体步行需要维持平衡时，孩子可能会感到困难。上、下楼梯时，孩子需要借助扶手，若没有扶手，需要他人帮助。在户外和社区进行长距离移动时，孩子需要他人的帮助，需要使用手持或带轮子的移动器材。最佳粗大运动技能是拥有一定的跑和跳的能力

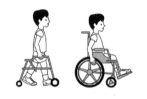

GMFCS III级
在大多数室内环境下，孩子需要使用手持移动器材步行。在他人看护或身体获得他人帮助的情况下，孩子能上、下带有扶手的楼梯。长距离移动时，孩子需要使用带轮子的移动器材，短距离内可以自我驱动

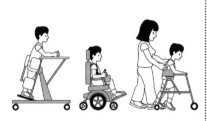

GMFCS IV级
在大多数情况下，孩子需要在他人帮助下或通过电动移动设备实现移动。孩子在家中的移动方式有：身体在他人帮助下能短距离步行、使用电动设备移动，或被放置在躯干支撑步行器中行走。在学校、户外或社区中，需要使用手动轮椅或电动移动设备转运孩子

图 1-6-1（续）

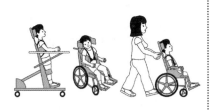

GMFCS V级

在所有情况下,都需要使用手动轮椅来转运孩子。孩子只能有限地维持头部抗重力、保持躯干姿势,以及控制上、下肢运动

图 1-6-1(续)

粗大运动功能分级系统扩展与修订版(GMFCS E & R)——12~18岁:描述和插图

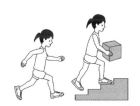

GMFCS I级

青少年能在家中、学校、户外和社区步行。可以在没有他人帮助的情况下,上、下路边台阶,并且上、下楼梯时不需要扶手。青少年具有跑跳能力,但是在速度、平衡和协调性方面受到一定程度的限制

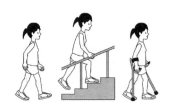

GMFCS II级

青少年能在大多数环境中步行。环境因素(例如:地面不平坦、斜坡、长距离、时间限制、气候,以及同伴的接受度)和个人喜好会影响青少年对移动方式的选择。在学校和工作场所,需要使用手持移动器材确保安全。在户外和社区进行长距离移动时,需要使用带轮子的移动器材

图 1-6-2　粗大运动功能分级系统扩展与修订版
（GMFCS E & R）——12~18 岁

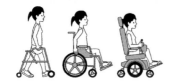

GMFCS Ⅲ级

青少年能使用手持移动器材完成移动。与其他级别相比,Ⅲ级青少年移动方式由于受到身体能力、环境和个人因素的影响而表现出多样性。坐位时需要使用座位固定带稳定骨盆位置和保持平衡。当青少年进行坐位到站立位以及地面到站立位等体位转换时,需要通过他人或支撑面的帮助才能完成。在学校,青少年能使用手动轮椅或电动移动器材。在户外和社区,需要使用轮椅或电动移动器材转运青少年

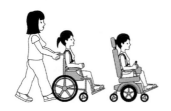

GMFCS Ⅳ级

青少年在大多数情况下需要使用带轮子的移动设备。需要在一到两个人的帮助下,青少年才能实现体位转换。在室内,青少年在身体获得他人帮助时能短距离步行;能使用带轮子的移动设备,或被放置在躯干支撑步行器后实现移动。青少年有能力操作电动轮椅;没有电动轮椅时,需要使用手动轮椅转运青少年

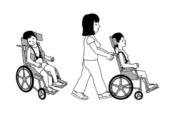

GMFCS Ⅴ级

在所有情况下,都需要使用手动轮椅来转运青少年。青少年只能有限地维持头部抗重力、保持躯干姿势,以及控制上、下肢运动。即使使用辅助技术,青少年的自我移动能力也受到严重限制

图 1-6-2(续)

GMFCS 已经被翻译成多种语言,并在全世界范围内广泛使用。使用简单是它的优点之一。虽然现在 GMFCS 常被用于成年脑瘫,特别是在研究中,但其有效性和可靠性尚未在成年人群得到验证。希望将来会有针对性的验证性研究。有一项研究比较了脑瘫患者在成年时与他们 12 岁时的 GMFCS 分级,发现12 岁左右观察到的 GMFCS 分级可以高度预测成年后的运动功能。

现在,让我们看一下痉挛型双瘫在不同的 GMFCS 级别是如何分布的。图 1-6-3 根据五项研究的汇编数据,展示了按瘫痪部位(身体受累区域)和粗大运动功能(GMFCS 级别)分类脑瘫儿童的比例。

图 1-6-3 显示:

(1)36% 的脑瘫患者为偏瘫,36% 为双瘫,28% 为四肢瘫[①]。

(2)96% 的偏瘫在 GMFCS Ⅰ~Ⅲ级。

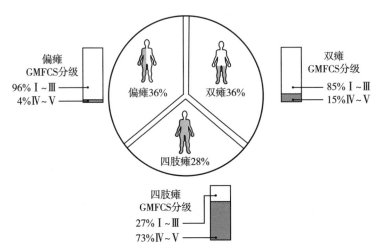

图 1-6-3 按瘫痪部位(身体受累区域)和粗大运动功能
(GMFCS 级别)分类脑瘫儿童的比例

① 在其中一项研究中,偏瘫的人数还包括单瘫患者。

（3）85% 的双瘫在 GMFCS Ⅰ~Ⅲ级。

（4）27% 的四肢瘫在 GMFCS Ⅰ~Ⅲ级。

因此，这些数据显示大多数患有痉挛型双瘫的个体处于 GMFCS Ⅰ~Ⅲ级的水平。

如前所述，欧洲脑瘫监测组织将痉挛型脑瘫分为单侧或双侧，取决于身体的一侧还是两侧受累。从上面的数据可以大致推断出：

（1）在 GMFCS Ⅰ~Ⅲ级中，大多数患有双侧痉挛型脑瘫的儿童都为痉挛型双瘫。

（2）在 GMFCS Ⅳ和Ⅴ级中，大多数患有双侧痉挛型脑瘫的儿童都为痉挛型四肢瘫。

这就解释了为什么在 GMFCS Ⅰ~Ⅲ级中，"痉挛型双瘫"和"双侧痉挛型脑瘫"（或简称"双侧脑瘫"）这些描述词基本上可以互换使用。

类似于 GMFCS 的分类系统已经被开发用于其他领域的功能：

（1）手功能分级系统（manual ability classification system，MACS）是一个五级分类系统，描述了 4~18 岁的脑瘫儿童在日常活动中使用双手操作物品的能力。还有一个针对 1~4 岁幼年的缩小版。

（2）沟通功能分级系统（communication function classification system，CFCS）是一个五级分类系统，描述了脑瘫儿童的日常沟通表现[①]。

表 1-6-4 总结了三个分类系统（GMFCS、MACS 和 CFCS）的五个级别。

---

① 当"发送者"传递一条信息并且"接收者"理解这条信息时，沟通就发生了。例如，在对话中，"发送者"是说话人，"接收者"是听众。不熟悉的对话伙伴可能是陌生人或者是偶尔与该人交流的熟人。亲戚、看护和朋友等熟悉的对话伙伴可能能够更有效地与该人沟通，因为他们对该人事先了解且具有个人经验。

表 1-6-4　GMFCS、MACS 和 CFCS 五级分类系统简介

分级	GMFCS	MACS	CFCS
I级	无限制步行	能轻易成功地操作物品	对于熟悉或不熟悉的伙伴,是有效的信息发送者和接收者
II级	有限制步行	能操作大多数物品,但在完成质量和/或速度方面受到一定影响	对于熟悉和/或不熟悉的伙伴,是有效但慢速的信息发送者和/或接收者
III级	使用手持式移动设备步行	操作物品困难;需要帮助准备和/或调整活动	对于熟悉的伙伴,是有效的信息发送者和接收者
IV级	自我移动受限,可使用电动移动设备	在调整的情况下,可以操作有限的简单物品	对于熟悉的伙伴,是不连贯的信息发送者和/或接收者
V级	通过手动轮椅被动转运	不能操作物品,进行简单活动的能力严重受限	甚至对于熟悉的伙伴,也很少是有效的信息发送者和接收者

有一项研究探讨了粗大运动功能、手功能和沟通功能之间的相关性。表 1-6-5 显示了痉挛型双瘫儿童和青少年在各个分类系统(GMFCS、MACS、CFCS)的五个级别上的分布情况。

表 1-6-5　痉挛型双瘫儿童和青少年的 GMFCS、MACS、CFCS 分级分布

分级	GMFCS（粗大运动功能）	MACS（手功能）	CFCS（沟通功能）
I级	38%	44%	55%
II级	38%	44%	17%
III级	15%	11%	18%
IV级	8%	0%	9%
V级	2%	2%	2%

表 1-6-5 显示,在该研究:

（1）91% 的痉挛型双瘫儿童和青少年在 GMFCS Ⅰ~Ⅲ级[①]。

（2）99% 的痉挛型双瘫儿童和青少年在 MACS Ⅰ~Ⅲ级。

（3）90% 的痉挛型双瘫儿童和青少年在 CFCS Ⅰ~Ⅱ级。

（4）痉挛型双瘫在这三种分类系统中的分布并不完全相关。例如,38% 的痉挛型双瘫儿童和青少年为 GMFCS Ⅰ级,但 55% 为 CFCS Ⅰ级。这里强调了一个重要观点:除了移动能力之外,GMFCS 不能预测其他领域的功能（同样适用于 MACS 和 CFCS）。

大多数痉挛型双瘫儿童在粗大运动功能（行走能力）方面为轻度或中度残疾（不严重）。同样,他们的手功能和沟通功能也多为轻度或中度残疾。

最后,从上面的信息可以明显看出,尽管脑瘫是一个单一的诊断,但它远非一个单一的病症。类似于孤独症,最近有人建议将"脑性瘫痪"改名为"脑性瘫痪谱系障碍"。

二、粗大运动发展曲线

粗大运动发展曲线的开发来源于 GMFCS 分级系统。这些曲线显示了 GMFM-66 测量的粗大运动功能随时间的变化。一共有五条曲线,每条对应于每个 GMFCS 级别。详见图 1-6-4。

曲线可以告诉我们什么?

（1）曲线代表每个年龄段（x 轴）的每个 GMFCS 级别的平均 GMFM-66 分数（y 轴）。

（2）对于每个 GMFCS 级别,GMFM-66 得分首先迅速上升到峰值水平,随后趋于稳定（Ⅰ~Ⅱ级别）或下降（Ⅲ~Ⅴ级别）。

（3）GMFM-66 得分（y 轴）在Ⅰ级最高,在Ⅴ级最低。

[①] 在不同时间和不同地域进行的研究可能会存在差异。

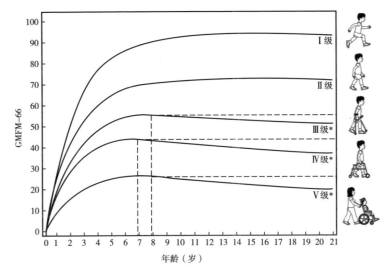

图 1-6-4 脑瘫儿童粗大运动发展曲线和 GFMCS 的五个分级,修改自 Hanna 等人（2008）的研究。

（4）虚线显示了 GMFCS Ⅲ~Ⅴ级达到 GMFM-66 峰值的时间点,以及从峰值到 21 岁的下降情况。

（5）即使是 GMFCS Ⅰ级的儿童 / 青少年也无法在 GMFM-66 评估中获得 100 分。

为什么这些曲线很有用? 它们可以帮助回答父母在早期所遇到的许多问题。如果知道孩子在两岁时的 GMFCS 分级,可以通过曲线知道孩子的粗大运动功能随着时间如何发展。

这些曲线是基于平均值的,虽然非常有用,但需要记住,在每个级别上都会有一些孩子处于曲线的上方或下方。因此,在实际操作中,我们应该专注于帮助孩子最大化粗大运动功能的发展,而不仅仅是追求达到平均水平。这些曲线应该被视为指导发展而非限制孩子潜能的工具。

Tommy 出生于 1994 年。第一版 GMFCS 在 1997 年发布，适用于 12 岁以下儿童，粗大运动功能发展曲线图则是在 2002 年发布。回想起来，这些工具在 Tommy 的早期阶段该是多么有用。在这些工具出现之前，"我们的孩子会走路吗？"这样的问题对专业人士来说很难回答，因为他们可能不想过度承诺。

当我问 Tommy 是否会走路时，得到的答案是他将在 7 岁之前行走，但大学时可能需要使用轮椅。事实证明，Tommy 在 3 岁后就开始独立行走，并一直保持着独走状态直到大学毕业。

虽然我没有 Tommy 早期的 GMFM-66 得分记录，但他在 10 岁生日时的 GMFM-66 分数是 78 分。将该分数绘制在曲线上，它的位置是介于 GMFCS Ⅰ级和Ⅱ级之间；当时，Tommy 被评为 GMFCS Ⅱ级（受限制步行）。这个分级准确地描述了现年 25 岁的 Tommy 当前的走路方式。

第七节　要　点

（1）脑瘫是由脑损伤所致，造成脑损伤的原因有很多，包括怀孕前和怀孕期间、出生时或婴儿早期的事件。

（2）有许多脑瘫病例可以通过磁共振检查确认脑损伤的存在，但并不是所有病例都如此。多达 17% 的脑瘫患者脑部磁共振检查结果正常。

（3）最近，脑瘫的照护理念正在向早期诊断转变。

（4）脑瘫是一种终身性疾病,目前还没有治愈的方法,短期内可能还是找不到治愈的方法。

（5）2013年的一篇全球性综述发现,脑瘫的总体患病率为2.11‰。

（6）相对于其患病率及对患者生存质量的影响,脑瘫的研究经费非常低。

（7）对于脑瘫,国际功能、残疾和健康分类（ICF）是一个非常有用的框架。它描述了人类功能的三个层面:身体功能和结构、活动和参与。环境和个人因素可能会影响这三个层面中的任何一个。

（8）WHO确定了六项粗大运动里程碑的典型发育年龄,未能达到这些里程碑是脑瘫的标志之一。

（9）脑瘫儿童常用的测量粗大运动功能的方法之一是粗大运动功能测试（GMFM）量表。GMFM可以测量和检测一段时间内粗大运动功能上的变化。

（10）脑瘫可根据瘫痪部位（身体受影响区域）分类为单瘫、偏瘫、双瘫、三瘫或四肢瘫等类型。

（11）另外一个基于瘫痪部位的分类系统,将脑瘫分为单侧或双侧。

（12）脑瘫可根据运动障碍的主要特征进行分类。大多数研究报告称,痉挛是最常见的运动障碍类型。

（13）痉挛型双瘫是常见的一种脑瘫类型,约占所有病例的三分之一。

（14）GMFCS是一个五级分类系统,描述了脑瘫儿童和青少年的功能性移动能力。GMFCS和粗大运动发展曲线可以帮助预测随着时间推移,功能性移动能力和粗大运动功能的变化情况。

（15）大多数痉挛型双瘫处于GMFCS Ⅰ~Ⅲ级:为轻度或中度脑瘫。

（16）在 GMFCS Ⅰ~Ⅲ级范围内，"痉挛型双瘫"和"双侧痉挛型脑瘫"或简称"双侧脑瘫"，这些描述词基本上可以互换使用。

（17）GMFCS 不能预测除移动能力之外的其他方面的功能。

第二章　痉挛型双瘫

第一节　概　　述

生活中没什么是好恐惧的，只是需要我们理解。现在让我们理解更多吧，这样恐惧就会更少。

Marie Curie

痉挛型双瘫儿童在出生时就有典型的骨骼、肌肉和关节问题。伴随着生长发育，这些问题会持续存在。痉挛型双瘫是一种复杂的终身性疾病，目前尚无治愈方法。但是，良好的管理和治疗可以减轻症状。本章重点介绍从出生到青春期相关的肌肉骨骼和活动能力问题。另有单独的一章专门介绍成年期患者。

本章将帮助您了解痉挛型双瘫是如何随着时间推移而发展的。

有学者对痉挛型双瘫进行了如下描述：

主要累及下肢，上肢功能相对正常。"典型的"痉挛型双瘫儿童智力正常，没有癫痫发作，几乎完全是痉挛问题。大多数痉挛型双瘫儿童能行走，但在平衡功能方面，尤其是后方平衡，会比偏瘫儿童存在更大的问题。痉挛型双瘫儿童的"典型"步态表现为髋关节屈曲、内收、内旋和膝关节屈曲。脚通常有后足外翻和前足外展。

还有学者这样描述：

当我们观察世界上任何地方的痉挛型双瘫儿童的姿势和步态时，好像每个孩子都来自同一个家庭。常见的模式是屈曲、内收和内旋的髋关节。我们发现这类孩子有骨盆前倾角度增加、腰椎前凸、膝关节屈曲或膝过伸，以及马蹄足。

表 2-1-1 解释了这些描述中使用的术语。这些术语描绘了痉挛型双瘫儿童的步态模式：孩子走路时常表现为髋关节和膝关节屈曲，以及骨骼扭转。

表 2-1-1 痉挛型双瘫的特点

术语	说明	图解
后方平衡	后方的平衡受到影响时，人容易向后跌倒	N/A
腰椎前凸	脊柱腰部区域过度弯曲，常被称为"凹背"（swayback）	
骨盆前倾	骨盆向前倾斜（三角形表示骨盆）	
髋内收、内旋	内收是向身体中线的运动。 内旋是围绕骨骼的长轴向身体中部的扭转运动。 随着髋关节的内收和内旋，大腿向内转向身体中部	

续表

术语	说明	图解
髋关节和膝关节屈曲	髋关节和膝关节弯曲	
膝过伸	过伸的意思是超出直线或过度伸直。这也被称为膝反屈。图左为膝过伸,图右为膝正常	
前足外展	脚的前部相对于脚的后部向外移动。图左为脚外展,图右为脚正常	
后足外翻	双脚脚后跟偏离身体中部的程度异常,即脚后跟向外翻	
马蹄足	用脚尖走路	

本章将解释婴儿如何从出生时拥有"正常"的骨骼、肌肉和关节,逐渐发展成为具有典型特征的痉挛型双瘫儿童。我们所说的"看起来正常",是因为痉挛型双瘫患者的骨骼、肌肉和关节可能与正常发育的婴儿存在微小差异。随着时间推移,我们对此会有更深入的理解。

当 Tommy 五岁时,我在一本书中读到了关于痉挛型双瘫的描述。这对我来说是"启蒙教育"。书中指出"典型"的痉挛型双瘫儿童智力正常,这是我第一次听到或阅读到有关此类儿童智力方面肯定的说法。

大约在 Tommy 一岁左右进行了 CT 扫描;医生使用"严重脑损伤"等措辞描述了扫描结果。我很困惑:这位医生从未见过我们的孩子,怎么能发表这样的言论呢? 实际上,Tommy 的智商是正常的。

早期我们还被告知要警惕出现癫痫发作。通过阅读那本书,我得知癫痫并不是痉挛型双瘫常见的现象,而且 Tommy 从未出现过任何癫痫发作。

我感觉 Tommy 走路的方式很特别。后来,当我观察其他痉挛型双瘫儿童时,我意识到 Tommy 的走路方式是这个疾病的特征,每个痉挛型双瘫儿童都有着相似之处。

回顾过去,Tommy 和他的两个健康哥哥唯一的区别在于——前 3 个月 Tommy 不停地哭泣、进食困难,以及从出生开始腿部就感觉非常的僵硬。早期僵硬可能是痉挛,尽管我直到很久以后才了解这个术语。

第二节　脑　损　伤

> 对我们大多数人来说，
> 最大的危险并非来自目标设定太高而无法达到；
> 而是来自目标设定太低，我们轻易就达成了。
> Michelangelo

大脑损伤的时间和位置会决定其影响。不同亚型的脑瘫是由于脑损伤时所处的发育阶段和受损区域不同所致。痉挛型双瘫通常与早产、妊娠中后期或晚期的损伤有关。本节将简要介绍导致痉挛型双瘫的脑部损伤。

痉挛型双瘫的典型脑损伤被称为脑室周围白质软化（periventricular leukomalacia，PVL）。以下是对这些术语的解释：

（1）脑室周围：脑室为黑色的肾形区域（图2-2-1）。损伤发生在这些脑室附近，因此被称为"脑室周围"，意思是"在脑室的周边"。

（2）白质软化：由于缺血缺氧等原因导致的脑实质损伤，引起脑室周围白质软化。该区域的白色组织包括连接大脑（大脑皮层）和脊髓的传导束（锥体束）（图2-2-1）。脑室周围区域的传导束参与控制运动和姿势。

脑室周围白质软化会导致痉挛型双瘫出现运动问题。最靠近脑室的传导束与踝关节活动有关，其次是与膝关节活动有关，最后是与髋关节活动有关的传导束。

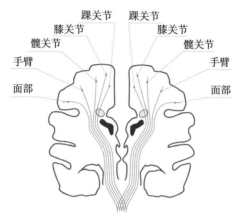

踝关节 踝关节
膝关节 膝关节
髋关节 髋关节
手臂 手臂
面部 面部

图 2-2-1 锥体束从大脑皮层起始处传导至脊髓的示意图

黑色的肾形区域为脑室;损伤(蓝色区域)通常发生在脑室附近,因此被称为"脑室周围"。

我们可以看到,该损伤机制反映了痉挛型双瘫的受累模式:踝关节比膝关节更容易受累,而膝关节又比髋关节更容易受累。痉挛型双瘫的上肢受累较少,正如我们在图 2-2-1 中所看到的,这些区域纤维束离损伤部位更远。损伤通常是双侧的(影响到大脑的两侧),但可能并不均衡。痉挛型双瘫的严重程度取决于脑损伤的严重程度。

了解脑损伤有助于确定儿童出现的症状。例如,如果怀疑一个孩子患有脑瘫,并且 MRI 扫描显示脑室周围区域受损,这可以确认诊断结果,特别是对于痉挛型双瘫。MRI 扫描在脑瘫中越来越常用,然而多达 17% 的脑瘫患者 MRI 脑部扫描结果正常。

脑损伤是不变的(即大小和位置不变,而且是永久性的)。然而,脑损伤的影响会随着时间的推移而逐渐显现。在某种程度上,"不变"这个词可能有点误导。"不变"可以用来描述大脑损伤,但并不能用来描述它的影响。随着时间的推移,大脑和其他结构的发育和成熟,脑损伤的影响会导致肌肉骨骼解剖结构改变和运动迟缓。

越来越多的证据表明,大脑在受伤后能够恢复,是由于神经细胞能够适应各种外部和内部刺激(例如行为训练)来调整其结构及功能。这被称为神经可塑性(neuroplasticity)[①]。这也是早期干预如此重要的原因。

诱导神经可塑性的治疗方法在脑瘫患者中越来越普遍。限制性诱导运动疗法(constraint-induced movement therapy,CIMT)是一种主要用于偏瘫患者的治疗方法,它通过限制未受累的健侧手(戴手套或打石膏),对受影响一侧的手进行强化训练,来激发大脑产生可塑性改变。

在第三章将介绍治疗痉挛型双瘫的方法,包括物理治疗、作业治疗、言语和语言治疗。这些方法基于大脑的可塑性潜能,但需要进行大量练习才能实现大脑的改变。有学者对脑瘫儿童中所采用的一系列干预措施进行回顾性分析发现,在过去的10年中,大部分有效治疗证据都来自两种主要治疗方法:一种是基于诱导神经可塑性;另一种则旨在提高运动表现。由此看来,儿童比成人的神经可塑性更高,再次强调早期干预的重要性。

第三节　生长与发育

不论你祖父有多高,你的个子还是要自己长。
Abraham Lincoln

了解正常发育对于理解痉挛型双瘫的发展过程非常重要。

---

① 也称为大脑可塑性、神经可塑性、神经元可塑性和神经弹性。

本节将讨论儿童和青少年的正常生长发育,以及患有脑瘫的儿童和青少年的生长发育。

美国疾病控制与预防中心(Centers for Disease Control and Prevention, CDC)发布了男孩和女孩的生长发育曲线图,分别适用于两个年龄组:出生至36个月,2岁至20岁。其中,20岁是身高发育基本完成的年龄。图2-3-1显示了出生至36个月的男孩的生长发育曲线。

许多家长可能对这些曲线图很熟悉。这些曲线图显示的是百分位数,表示孩子相对于其他所有同龄孩子的身高。第50个百分位数为中位数。

测量完孩子的身高后,可以将这个数值绘制在曲线图上。这个数值会靠近其中一条百分位数曲线。请参阅图2-3-1:

(1)如果一个男孩的身高接近第75个百分位曲线,那么他的身高比75%的男孩高。

(2)如果一个男孩的身高接近第50个百分位曲线,那么他的身高比50%的男孩高。

1)男孩越高,他们身高对应的百分位数曲线就越高。

2)谈到痉挛型双瘫时,人们更关注的是生长发育速度,即生长率。我们以普通男孩第50个百分位数的身高为例:

a. 出生时50cm;

b. 1岁时75cm:比前一年增长50%;

c. 2岁时87cm:比前一年增长16%;

d. 3岁时96cm:比前一年增长10%。

因此,在出生后前三年,儿童的生长发育速度非常快。第一年是最活跃的,之后逐渐减缓。到3岁时,孩子的平均身高几乎增加了一倍,从50cm增长到96cm。我们可以通过2岁至20岁的成长曲线图来追踪正常男孩在这段时间内的生长发育情况。

儿童的生长发育经历了三个主要阶段,如表2-3-1所示。

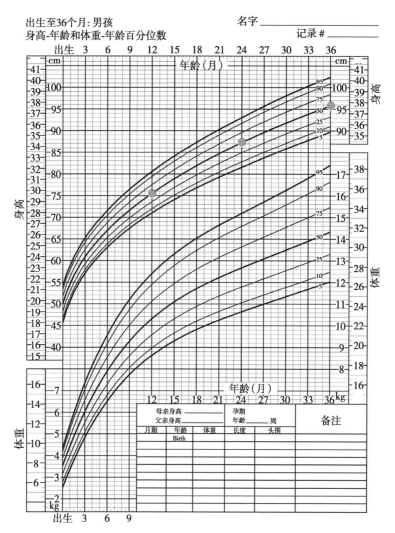

图 2-3-1 0~36 个月男孩身高（简称身长）和体重对照表

七条曲线分别对应第 5、10、25、50、75、90 和 95 百分位数,标记了 12、24 和 36 个月的身长。

表 2-3-1　生长速度

年龄	身高变化	注释
出生到 3 岁	非常快	从出生到 3 岁,生长发育速度很快,之后逐渐变缓
3 岁到青春期	缓慢,持续	从 3 岁到青春期,生长发育以缓慢递减的线性速度进行
青春期到成熟期	快速	在青春期,生长发育速度在 18~24 个月内持续增大,达到高峰,然后下降,直到骨骼成熟
成熟期	无变化	

在三个主要的阶段中,有两个快速生长发育的阶段:从出生到 3 岁以及青春期[1]。如果痉挛型双瘫的问题随着生长发育而出现,那么这两个快速的生长发育阶段尤为重要。当患有痉挛型双瘫的孩子年满 3 岁时,身高几乎增长了一倍。此时,该疾病的一些典型特征如肌肉挛缩可能已经出现。骨骼生长在成人期(约 20 岁)停止,因此,在这个年龄段内保持肌肉和骨骼同步生长的问题不再存在。

注意到性别在生长发育方面的差异是很重要的:

(1)在青春期之前,不同性别之间身高差异很小。

(2)在青春期,男孩会迅速长高。到 20 岁时,男孩通常比女孩平均高 14cm。

这与痉挛型双瘫有关。随着年龄增长,男孩比女孩身高增长更快,因此对男孩来说可能更具挑战性。

一项针对脑瘫儿童生长发育的大型研究,为 2~20 岁的脑

[1]　每个个体的青春期开始和结束的时间存在差异。女孩在 9~13 岁之间生长发育的变化更大。对于男孩来说,青春期通常开始得晚一点,他们的青春期通常在 10~15 岁之间。

瘫男孩和女孩制定了生长发育曲线图。这些图表是根据每个GMFCS分级水平而制定的。

表 2-3-2 是根据患有脑瘫的儿童和青少年以及正常发育同龄人的生长发育曲线图制定的。该表选取了四个年龄点上的第50 百分位数身高。

表 2-3-2   与正常发育的同龄人相比，
脑瘫男孩和女孩的生长发育模式

GMFCS 分级	3 岁身高（cm）	8 岁身高（cm）	14 岁身高（cm）	20 岁身高（cm）
正常发育男孩	95	128	164	177
GMFCS Ⅰ级脑瘫男孩	90	121	155	170
GMFCS Ⅱ级脑瘫男孩	88	118	150	165
GMFCS Ⅲ级脑瘫男孩	87	114	142	159
正常发育女孩	94	127	160	163
GMFCS Ⅰ级脑瘫女孩	88	120	152	158
GMFCS Ⅱ级脑瘫女孩	87	117	147	155
GMFCS Ⅲ级脑瘫女孩	84	113	142	151

表 2-3-2 显示：

（1）在所有 GMFCS 分级中，脑瘫男孩和女孩在每个年龄段的平均身高均低于正常发育同龄人。

（2）脑瘫男孩和女孩与正常发育同龄人之间的身高差异随着 GMFCS 分级水平的提高而增加。

世界上其他地区也观察到脑瘫儿童和青少年与正常发育同龄人之间的身高差异存在类似情况。

生长发育对痉挛型双瘫非常重要,我建议父母为孩子描记一张生长发育曲线图,以便更好地关注他们的生长发育情况。虽然任何生长发育图表都会显示正常儿童每年长高了多少,但经验丰富的父母知道,在同一年内孩子们的生长并不均匀。有时候我们感觉他们(孩子)在一夜之间就长大了。

Tommy与两个兄弟身高差异明显,证实了脑瘫患者与正常同龄人在身高上存在差异。

事实上,头三年是一个非常快速的生长发育时期,在某种程度上对于痉挛型双瘫患者来说是不幸的时间点。这段快速生长发育期恰好出现在诊断前或刚接受诊断后,需要及时进行干预处理,因为生长发育问题会随之而来。生命的第一年是生长发育最快的时期,这再次强调了早期诊断和干预的重要性。

第四节 骨骼、肌肉、关节和运动

成就伟大的事业不是靠肌肉、速度或灵巧性,
而是靠反思、性格和判断力。

Marcus Tullius Cicero

本节主要介绍骨骼、肌肉、关节和运动等方面的内容。
骨骼组成了身体的基本框架。关节是骨骼围绕其运动的

纽带。肌肉的类型有三种：

（1）心肌：组成大部分心脏的肌肉。

（2）平滑肌：位于中空内部结构（如血管、胃肠道）壁上的肌肉。

（3）骨骼肌：附着于骨骼的肌肉。

痉挛型双瘫主要影响骨骼肌[①]。在本书中，当提及肌肉时仅代表骨骼肌。骨骼肌对骨骼施加作用力从而产生运动和维持姿势。

从某种意义上说，骨骼就像牵线木偶（图2-4-1）。牵线木偶无法依靠自身站立。同样的，骨骼无法靠自身维持站立；重力会将其拉倒。肌肉收缩不仅会造成运动，而且产生的力量可以让身体保持直立。如果没有这种抵抗重力的力量，骨骼就会瘫成一堆。

运动时，肌肉是执行者，而骨骼则起到杠杆的作用。在物理学中，杠杆是指固定在枢轴上的刚性杆，在一端施加压力时会使另一端移动（图2-4-2）。

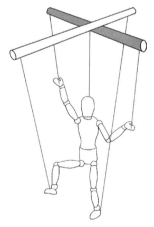

图 2-4-1　牵线木偶

---

① 有研究报道，膀胱肌也可能受累。

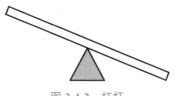

图 2-4-2　杠杆

跷跷板就是一种杠杆。一个孩子在杠杆（跷跷板的水平梁）支点（跷跷板的枢轴）的一端产生力量,从而使得另一端的孩子移动。

骨骼会在肌肉用力时向其他骨骼移动。在生物力学中,力矩指的是一种由力（例如,肌肉收缩）作用于支点（关节）上的杠杆（骨骼）从而带来的转动效果。例如,当屈膝时,膝关节后面的腘绳肌收缩（产生力量）从而引起小腿（杠杆）向大腿移动（产生力矩）。膝关节则充当支点。

肌肉必须收缩才能产生力量。肌肉收缩产生的力量可以很小（如捡起一根羽毛）,也可以很大（如拎起一桶水）。肌肉收缩的形式有三种:

（1）向心收缩:肌肉长度缩短。例如,登上台阶时,股四头肌（膝关节前面的肌肉）向心收缩——肌肉缩短从而伸直膝关节。

（2）离心收缩:肌肉长度延长。离心收缩使得肌肉可以对抗重力有控制地移动。例如,下台阶时,股四头肌离心收缩——肌肉延长从而屈曲膝关节。离心收缩对抗重力控制膝关节屈曲。

（3）等长收缩:肌肉长度不变。例如,当保持姿势时（对抗重力）——肌肉正在进行等长收缩,肌肉长度没有延长或缩短。

每块肌肉在休息状态下都维持着一定的长度。肌肉在静息长度的中间范围可以产生最佳的力量。

不同类型的肌肉收缩细节并不重要,但请记住,在行走过程中,我们的下肢肌肉会在短时间内切换不同类型的肌肉收缩从而产生步态周期,认识到这一点是很重要的。

　　肌肉不仅拥有收缩性的成分,还包含了非收缩性成分。非收缩性成分组成了肌腱和多种腱鞘。肌腱是连接肌肉和骨骼的束带样结构:例如,跟腱在踝关节连接着腓肠肌和比目鱼肌——两者都是小腿肌肉。肌肉、肌腱和其他结构组成的复合体被称为肌肉 - 肌腱单元。

　　肌肉力量和肌肉功率是不同的概念。肌肉力量指的是在特定运动过程中一块肌肉能产生的力量总和,例如,在健身房里你能一次性举起的一定重量。肌肉功率是力量产生的速率(力量产生的速度有多快)。能量有力量的一面,也与运动速度相关。跳跃就是一项功率型活动。在健身房的例子中,你举起的重量必须比较小才能快速举起它。肌肉力量和肌肉功率二者都对日常活动起着重要作用,如步行和跑步。

　　关节活动范围(range of motion, ROM)是关节灵活度的一项测量指标。量角器常用于测量关节的活动范围[①]。

　　表 2-4-1 展示了痉挛型双瘫中常受累的关节运动和下肢肌肉。

> 　　多年前,我编制了下面这张表格,它对我理解这种疾病有巨大的帮助。当医护人员提到各种运动、肌肉或关节僵硬时(即关节活动范围缩小),该表格就可以派上用场。此外,我还发现该表格可以提醒我每个关节的正常活动范围。在计划手术时,它帮助我理解为何需要进行腰大肌、内收肌和腓肠肌延长术等手术。因此,花时间研究这张表格是非常有价值的,并且在阅读本书后续章节时将起到重要的参考作用。

---

　　① 量角器就像一个可移动的角度计。量角器是一种用来测量角度的仪器;它通常是一块沿着弯曲边缘标有度数的半圆形塑料。

表 2-4-1 运动、关节活动度和关键肌肉

受痉挛肌肉影响的运动	运动	负责运动的关键肌肉	肌肉的简化图案
髋关节屈曲 大腿向上向骨盆移动 关节活动范围： 0~125°		屈髋肌群： • 腰大肌（2J［脊柱和髋］主要） • 髂肌（1J［髋］主要） • 股直肌（2J［髋和膝］次要）	
髋关节内收 大腿向内向中线移动 关节活动范围： 0~20°		髋内收肌群： • 长收肌（1J［髋］主要） • 大收肌（1J［髋］主要） • 短收肌（1J［髋］次要） • 股薄肌（2J［髋和膝］次要）	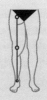
髋关节内旋 大腿向中线的旋转移动，也称为向里面或向内旋转 关节活动范围： 0~45°	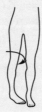	注意：内旋被包括进来以显示动作，但与表格这一侧的其他四个动作不同，主要内旋肌是单关节肌肉，不受痉挛的影响。次要内旋肌（内侧腘绳肌和内收肌）受到痉挛的影响较大	

续表

受痉挛肌肉影响的运动	运动	负责运动的关键肌肉	肌肉的简化图案
膝关节屈曲 大腿和小腿间的角度增加 关节活动范围：0~140° （注意：参照点是直腿。小腿移动越靠近大腿，角度越大）	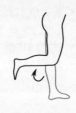	屈膝肌群 • 腘绳肌（2J[髋和膝]主要） • 腓肠肌（2J[膝和踝]次要）	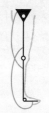
踝关节跖屈 脚远离小腿的移动 关节活动范围：0~45°		踝跖屈肌群 • 腓肠肌（2J[膝和踝]主要） • 比目鱼肌（1J[踝]主要）	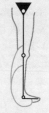
髋关节伸展 大腿相对骨盆向后运动 关节活动范围：0~10°		伸髋肌群 • 臀大肌（1J[髋]主要） • 腘绳肌（2J[髋和膝]次要）	
髋关节外展 大腿向偏离中线的方向移动 关节活动范围：0~45°		髋外展肌群 • 臀中肌（1J[髋]主要）	

受痉挛肌肉影响的运动	运动	负责运动的关键肌肉	肌肉的简化图案
髋关节外旋 大腿偏离中线的旋转移动,也称为向外面或向外旋转 关节活动范围:0~45°	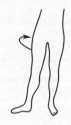		
膝关节伸展 大腿和小腿间的角度减小 关节活动范围:140° ~0 (注意:以腿伸直为参照点。小腿离大腿越远,角度越小)		伸膝肌群 股四头肌包括以下4块肌肉: • 股直肌(2J[髋和膝]主要) • 股中间肌(1J[膝]主要) • 股外侧肌(1J[膝]主要) • 股内侧肌(1J[膝]主要)	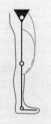
踝关节背屈 脚向小腿移动 关节活动范围:0~20°		踝背屈肌群 • 胫前肌(1J[踝]主要) • 趾伸肌(次要)示意图未展示	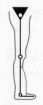

关于表 2-4-1 的几点说明：

（1）肌肉成对地排列在关节周围。一侧肌肉会将关节往同侧方向移动，而另一侧的肌肉将关节往相反方向移动。

（2）下肢运动包括：髋关节屈曲和伸展，髋关节外展和内收，髋关节内旋和外旋，膝关节屈曲和伸展，踝关节跖屈和背屈。

（3）表格左侧展示的是受痉挛肌肉影响的关节运动。唯一没受影响的运动是髋关节内旋，髋关节的主要内旋肌群为单关节肌，受痉挛影响较小。

（4）主要受到痉挛影响的肌肉是腹直肌、腰大肌、长收肌、股薄肌、腘绳肌和腓肠肌。除了长收肌，这些肌肉都跨越了两个关节。它们被称为双关节肌。

（5）双关节肌对于两个关节的运动都起作用。例如，腓肠肌（跨越了踝关节和膝关节）是主要的踝关节跖屈肌，也是次要的膝关节屈曲肌。

表格中的缩略词：1J 或 2J= 肌肉跨越一个关节（1J）或两个关节（2J）；主要或次要 = 肌肉对于运动的贡献程度大（主要）或小（次要）。注意：虽然列出了各个关节的关键肌肉，但仍有很多次要的肌肉没有展示。

如果想牵拉肌肉，就需要做和该肌肉活动相反方向的动作。例如，为了牵拉屈曲肌，就必须做伸展关节的动作。为了牵拉伸展肌，就必须屈曲关节。为了完整地牵拉一块肌肉，必须在全关节活动范围移动。由于一些肌肉跨越了两个关节，双关节肌的牵拉涉及两个关节。例如，为了牵拉属于双关节肌的腘绳肌，就必须伸展膝关节同时屈曲髋关节。长坐位（下肢伸展的坐位）是牵拉腘绳肌的一个好方法，伸直膝关节的同时髋关节处于屈曲状态。

第五节 正常步行

千里之行,始于足下。

老子,《道德经》

步行对我们来说是再平常不过的事情了。但只有当我们真正遇到步态问题时,才会停下来思考步行所需的条件。"步态"一词指的是一个人走路的方式。"正常步态"指的是正常发育个体步行的方式,已被广泛研究。步行困难是痉挛型双瘫的一个特点。本节主要介绍正常步行的特征。

步行是一项了不起的成就。步行的过程涉及力量产生、重力管理、速度控制和平衡保持等技能。从进化的角度来看,双下肢步行非常有利,因为它释放了双手以便执行其他任务。在人类粗大运动发育中,爬行早于步行:爬行中的幼儿四肢着地,因此更加稳定。步行涉及双下肢的平衡,是一种更高级、更耗能的运动形式。幼年马驹在出生后很快能够行走,然而,人类幼儿要到约一岁才开始步行:因为双下肢步行比起四肢行走更有挑战性(另一方面原因是,人类大脑的生长发育在出生后持续进行)。

一、步行条件

步行需满足以下四个条件:

(1)控制系统:中枢神经系统(大脑和脊髓)为步行提供

控制系统。

（2）能量来源：步行需要能量，能量由氧气和食物吸收后提供。

（3）杠杆：杠杆指的是骨骼。

（4）移动杠杆的力量：肌肉收缩提供步行的力量。正如我们在上一章节中看到的，肌肉力量作用于杠杆（骨骼）从而产生了运动。

想象让牵线木偶在空间中"行走"。控制系统是操纵丝线的人，能量来源于操纵者，杠杆是牵线木偶的肢体，力量由操纵者牵拉丝线来提供。

二、步态周期

一个完整的步行（或步态）周期是指步行中同一事件连续发生两次之间的时间——例如，同侧足跟两次着地的时间。如图 2-5-1 所示是右侧下肢的一个步态周期。

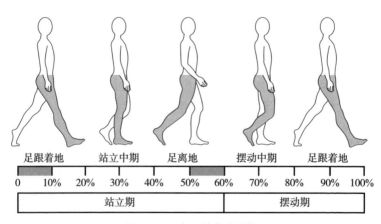

图 2-5-1　右腿的步态周期

站立期，即脚着地的时间段，占步态周期的 60%。摆动期，即脚在空中的时间段，占 40%。当两侧下肢都在地面时为双足站立期，两个双足站立期（每个占时 10%）以阴影表示。

步态周期分为两个主要阶段：

（1）站立期：脚在地面上的时间。

（2）摆动期：脚在空中的时间。

站立期约占步态周期的 60%，摆动期约占 40%。步态周期中有两个时期双侧下肢都在地面上，被称为"双足站立期"（或"双足支撑期"）。单足站立（或单足支撑）是只有一侧下肢在地面上。当我们向前移动时，步行就是两侧下肢交替平衡的过程。

您不需要理解专业词汇，但您可以在图 2-5-1 中简单了解肢体在整个步态周期中的情况。我建议您观察图中不同阶段发生的事件。

三、正常步行的特征

以下是痉挛型双瘫人群步行时常缺失的正常步行特征。

（1）站立时稳定：这是良好平衡的反映。

（2）摆动期足抬离地面：完整地将足部抬离地面向前移动（没有脚趾拖地）。

（3）预先调整脚的姿势以接触地面：让足部准备以足跟接触地面（足跟触地）。如图 2-5-1 所示。

（4）充分的步长：在每个步态周期中迈出足够长的步长。

（5）节能：步行是省力节能的。

前 4 个特征出现异常会导致第 5 个特征出现问题，步行会十分费力。

当一个正常发育的儿童开始走路时，他们没有这些成熟步行的特征。他们的膝关节相对来说比较僵硬，并且走路时的支撑面较宽。随着儿童平衡能力的发展以及运动系统的更加成熟，他们大约在 3.5 岁时，步态开始向成人模式发展。步行似乎是天生的，而不是后天习得的，它取决于中枢神经系统的逐渐成熟。

第六节　原发性畸形

将每个困难分成尽可能多的部分来解决它。

Descartes

　　痉挛型双瘫患儿在出生时,看起来骨骼、肌肉和关节都正常,但随着生长发育,相应的问题逐渐显现。本节将讨论导致痉挛型双瘫的异常问题(损伤),以及这些问题如何影响患儿的步态。这些异常可以分为原发性、继发性和三级畸形。原发性畸形是由脑损伤引起的,这些畸形被称为"神经病学问题"。继发性畸形是儿童成长过程中逐渐形成的问题,包括肌肉异常生长和骨骼形状发育异常,被称为"生长问题"。三级畸形的出现是为了代偿或抵消原发性、继发性畸形,被称为"应对反应"。

　　了解痉挛型双瘫的关键在于认识原发性畸形、继发性畸形和三级畸形,以及它们之间的相互作用如何影响步态。如果你遇到任何相关问题,可以向你的物理治疗师或医生咨询。此外,表 2-4-1 也可作为参考提供额外帮助。
　　该分类系统帮助我理解痉挛型双瘫的特征,并且是我之前提到过的恍然大悟时刻之一。起初我很难理解这些问题,并且很难想象这种疾病是如何随着时间发展的。该分类系统于1991 年首次发布,距今已有 30 年历史,经受住了时间的考验。

　　我们在第二章第二节中看到,痉挛型双瘫患者的典型脑损伤是脑室周围白质软化,可造成锥体束白质的损伤(锥体束是大脑皮层和脊髓之间的传导通路)。专家认为,脑损伤主要导致两种类型的影响:一是大脑特定神经细胞与脊髓神经细胞的锥体束连接丧失,从而失去某些肌肉的控制;二是失去了大脑对脊髓神经细胞(以及某些肌肉)的抑制性信号输入(后者导致应该被抑制的神经活动没有被抑制)。

　　原发性畸形包括以下内容,我们将逐个讲解:

(1)选择性运动控制受损;

(2)平衡不良;

(3)肌张力异常;

(4)肌肉无力;

(5)感觉障碍和其他问题。

一、选择性运动控制受损

　　选择性运动控制受损是由于脑损伤和锥体束传导的信息紊乱,包括来自大脑和其他脑区的信息。

　　简单来说,"选择性运动控制"指的是单独活动一块肌肉或者联合活动多块肌肉产生特定运动的能力。无论多么努力地尝试,我的右眼都无法单独眨眼——这意味着我对负责眨右眼的肌肉没有良好的选择性运动控制。痉挛型双瘫儿童的选择性运动控制存在问题,因此难以执行某些运动。

　　选择性运动控制可以通过让儿童进行某些运动来检查,如踝关节背屈/跖屈(足部向上和向下)。每个肢体和关节都分别测试。这将评估儿童是否:

(1)能够完成两个方向的全范围活动。

(2)能够在不涉及其他身体动作的情况下完成活动。

(3)能够在没有镜像活动,或同侧、对侧下肢没有其他动作的情况下完成活动。

痉挛型双瘫的选择性运动控制受损情况取决于脑损伤的严重程度。

痉挛型双瘫人群典型的选择性运动控制表现为:髋关节较好,膝关节控制较差,踝关节和足部的控制最差。正如我们在第二章第二节看到的,与痉挛型双瘫相关的脑损伤发生在脑室周围的锥体束。如图 2-2-1 所示,控制踝关节的传导束比起膝关节、髋关节更靠近损伤部位。因此,远端肌肉(距离躯干较远的肌肉)比起近端肌肉(距离躯干较近的肌肉)更容易受影响。

选择性运动控制是临床评估的一部分,要求患者在恰当的时间内,单独完成指定动作,并且没有其他多余的活动。

> Tommy 的右脚难以背屈(右脚向上抬起)。当他尝试背屈右脚时,左侧便会自动出现相似的运动。

二、平衡不良

良好的平衡在正常行走中很重要,在行走时保持平衡涉及相当复杂的机制。我们在前文中看到,步行需要我们在前进时交替平衡每侧肢体。平衡能力是痉挛型双瘫患者受影响的一个方面,这是由于脑损伤和大脑中枢与脊髓之间失去联系的结果。人体前后向平衡能力受影响较显著("前"是指身体的前面,"后"是指身体的后面)。

平衡反应可以通过前后或侧向推动儿童进行测试。具有正常平衡能力的儿童可以轻松地保持平衡,必要时还可以通过代偿性的迈步来重获平衡。平衡能力差的儿童可能容易跌倒或者需要花更长的时间重获平衡(不止迈一步)。痉挛型双瘫儿童由于后方平衡较差,通常会向后方跌倒。这些问题在平衡状态受到破坏时就会显现（包括轻度痉挛型双瘫儿童），比如当儿童尝试避开一个物体或快速改变方向时。

让儿童（约 4 岁）单脚跳跃也是测试平衡的方法。如果他们能够单脚跳跃，则平衡反应尚可。如果他们无法单脚跳跃，可以尝试另一个测试：单脚站立 10 秒。许多能够独走的痉挛型双瘫儿童依然无法完成单脚站立测试。

文献中对于平衡反应受损能否通过训练或治疗得到改善仍存在不同的观点。

> Tommy 也有一些平衡能力的问题，他容易向后跌倒。尽管他可以独立行走，但仍然无法通过平衡测试。

三、肌张力异常

肌张力指肌肉在静息状态下的张力。肌张力有一个"正常"范围，当肌张力超出正常范围时为"异常"，可能过低（肌张力低）或过高（肌张力高）。所有类型的脑瘫都存在肌张力异常，痉挛型双瘫儿童的上肢和下肢肌张力通常过高，但躯干肌张力可能较低。

痉挛是肌张力高（高张力）的一种类型。痉挛有许多定义：一种定义是肌肉张力异常增高或肌肉僵硬，从而影响运动、言语，还会导致不适或疼痛；另一种定义强调了痉挛的速度依赖性。大脑中特定神经细胞通过锥体束连接到脊髓中的神经细胞，从而支配特定的肌肉，而痉挛则是由于大脑丧失了对脊髓的抑制性输入导致的。

由于痉挛是影响痉挛型双瘫患者步态问题的重要因素，因此有必要进一步了解。以下是关于痉挛的解释：

（1）肌肉存在痉挛时会对快速牵张作出收缩的反应。这是牵张反射亢进的一种表现：由于抑制效应的丧失而对牵张呈现出一种过度反应。对肌肉作快速被动牵张时会感觉肌肉收缩抵抗 [①]。步行过程中发生的肌肉牵伸很快（一次完整的步态周期耗时约 1 秒钟），因此痉挛型双瘫患者步行时会发生痉挛反应。

（2）阵挛是最纯粹的痉挛形式并且和牵张反应亢进有关。它涉及一系列非自主的、节律性的肌肉收缩和放松。例如，在腓肠肌可以见到，如果测试者强力地背屈足部（将脚向上移动），足部可能会跖屈（向下移动）并且继续不受控制地上下移动数秒钟。

（3）牵张的速度很重要，因为痉挛反应只发生于快速牵张。如果牵伸速度较慢，则无法诱发痉挛反应（速度的影响可以通过比较肌肉对缓慢和快速被动拉伸的反应得以体现）。

（4）痉挛型双瘫中，一些肌肉会出现痉挛状态而其他的则不会。痉挛一般影响双关节肌肉而不是单关节肌肉。痉挛对股直肌、腰大肌、长收肌、股薄肌、腘绳肌和腓肠肌的影响较明显。上述肌肉除了长收肌都是双关节肌肉。痉挛的水平可能从轻度到重度。

（5）尽管痉挛通常影响痉挛型双瘫的下肢肌肉，但一些上肢肌肉也会表现出痉挛。

（6）痉挛涉及神经系统和肌肉系统，因此是神经 - 肌肉问题。

肌张力障碍是肌张力增高（高张力）的另一种类型，可发生于痉挛型双瘫中。与痉挛不同的是，肌张力障碍并不会因快速牵伸而出现。肌张力障碍患者会持续地收缩肌肉从而导致肢体扭转和重复运动或异常姿势。肌张力障碍的例子包括说话或玩视频游戏时腿部肌肉紧绷（当兴奋或紧张时），脚趾或手指不受控制地扭转或呈现异常姿势。

痉挛和肌张力障碍是大脑不同部位受损的结果。

> Tommy 的上述肌肉均有痉挛。当 Tommy 试图背屈右足时，发生了镜像运动，这可能是某种程度上的肌张力障碍。

---

① 被动牵伸是指由其他人对个体进行肌肉牵伸。

四、肌肉无力

一般而言,肌无力指肌肉无法产生足够的力量。表 2-4-1 展示了关节周围成对排列的下肢肌肉。一项研究发现,痉挛型双瘫儿童两侧腿部主要肌群的力量小于健康同龄人。作者推断,即使是轻度脑瘫的儿童也可观察到肌肉力量下降。

肌肉力量可通过徒手肌力测试或者手持式测力计进行测量。由于选择性运动控制的受损,有时测量痉挛型双瘫患者的肌肉力量是非常具有挑战性的。

> 双侧腿部主要肌群无力是 Tommy 面临的主要问题之一。

五、感觉障碍和其他问题

脑损伤也会导致感觉障碍和其他问题。感觉障碍包括了感觉减退,无法感知肢体在空间的位置(本体感觉),无法通过感觉来识别物品(实体感觉)等。痉挛型双瘫儿童双侧肢体均受到影响,相较于偏瘫儿童而言(一侧肢体受到影响),更难发现感觉障碍。换句话说,偏瘫儿童可注意到身体两侧之间的差异,然而,痉挛型双瘫儿童由于两侧肢体都受影响,可能无法感觉到任何不同。其他障碍可能包括视觉受损和视知觉障碍[1]。

与其他 GMFCS 水平和脑瘫类型相比,GMFCS Ⅰ~Ⅲ级的痉挛型双瘫患者的视力、沟通、喂养和癫痫发作问题的患病率通常

---

[1] 视觉感知是提取和组织信息的过程,即看到了什么。它需要执行日常任务,如读取及理解符号。对于那些有视觉感知问题的人,评估由神经心理学家、职业治疗师或其他专家进行,干预至关重要,早期干预也是为了让患儿从小就学会适应。对于那些受影响的人来说,学习策略和 / 或适应可能是非常有益的。

较低。

原发性畸形是神经系统问题,当脑损伤发生时便存在。一般而言,它们很难被改变或缓解。

> Tommy 患有视觉感知障碍,表现为在拼图游戏中困难重重,无法准确地从黑板或笔记本上抄写信息。起初人们可能会将这归咎于粗心大意,但实际情况并非如此。尽管这些障碍听起来似乎微不足道,但它们对学习和未来的工作都可能产生巨大的影响。这也强调了理解该疾病以及寻找适当支持和康复措施的重要性。

第七节　继发性畸形

> 人类的脚是一桩工程杰作,也是一件艺术品。
> Leonardo da Vinci
> 弯曲的树苗长成弯曲的树。
> Alexander Pope

痉挛型双瘫的继发性畸形随着时间缓慢出现并发展,与骨骼的生长速度呈正比。继发性畸形的发展还取决于参与的肌肉数量和类型。我们先前看到,生长最迅速的时期是从出生到3 岁以及青春期。因此,这些时期是痉挛型双瘫儿童的巨大变化期。

我们对出生时即已存在的原发性畸形已有了解。随着时间的推移,原发性脑损伤导致骨骼生长受力异常,进而诱发继发性畸形。换句话说,原发性畸形可引起继发性畸形。值得庆幸的是,继发性畸形是可以治疗的。

本节内容包括:

(1)异常肌肉生长;

(2)异常骨骼发育;

(3)痉挛型双瘫常见骨骼畸形及杠杆臂功能障碍。

一、异常肌肉生长

下述对痉挛型双瘫异常的肌肉生长进行简要解释。这是一个非常复杂的问题,正常发育个体和痉挛型双瘫患者的肌肉差异仍有待进一步研究。

早产儿存在肌肉生长受损,部分原因是由于锥体束输入减少。肌肉生长受限可能会影响肌肉的正常生长和发育。

当一个正常发育的孩子出生时,由于在子宫内肢体呈折叠姿势,他/她们会出现髋关节屈曲,并可能出现背屈挛缩。但这种挛缩问题会随着时间被正常的肌张力和正常的活动解决。而痉挛型双瘫的儿童缺乏正常的肌张力和正常的活动,这些婴儿期挛缩可能持续存在。

无论是主动的还是被动的牵伸都可以增长肌肉长度。有研究表明,为了肌肉正常生长,每天需要 2~4 小时的牵伸。骨骼生长在睡眠中进行。正常发育的儿童在睡觉时生长骨骼,在起床并开始活动、跑步和玩耍时牵伸肌肉。正常的运动可让关节全范围活动,并充分牵伸肌肉。这种牵伸刺激肌细胞新生,是肌肉长度增长的方式。因此,骨骼生长可引起肌肉牵伸,从而导致肌肉长度增长。

然而,痉挛型双瘫的儿童肌肉会出现痉挛,并且缺乏正常发育儿童的活动和运动能力。即使进行活动,这些儿童也可能因为关节活动范围不足而无法完全伸展肌肉。因此,他们的牵伸范围通常较小。

痉挛型双瘫患儿的移动和运动能力不同于正常发育儿童,原因包括:

(1)肌肉痉挛:痉挛肌被快速牵伸时会收缩,从而影响活动。

(2)肌肉无力:如果肌肉无力,则更难募集正常活动所需的有效肌肉力量。

(3)平衡能力差:活动可能因平衡困难受限。

(4)选择性运动控制能力受损:痉挛型双瘫儿童可能不能完成某些动作。

(5)感觉和其他问题:例如可能无法感知肢体位置。

(6)姿势转换困难:因为以上原因,孩子可能会在特定姿势上保持过长时间,在不同体位之间转换困难。

基于以上原因,肌肉不能充分地增长和增宽[1],且痉挛进一步发展,导致关节活动度减小[2]。事实上,脑瘫在过去被称为"短肌病"。值得注意的是,尽管有这个名称,但肌肉生长问题在于肌肉不能增长和增宽,而不是缩短。此外,缺乏活动会导致肌肉变得僵硬。

最初,挛缩是动态变化的,在肌肉放松时关节可以实现全范围的活动度,比如在睡眠期间。然而随着时间推移,由于在运动过程中无法完全实现全范围的活动,挛缩可能会演变为静态挛缩,这意味着无论何时都无法达到全范围的关节活动度。有研究发现在 2~14 岁脑瘫儿童中,关节活动度随着静态挛缩的发展而不断减小。

---

[1]　肌肉也会生长增宽,已证实宽度会增长也会减少。

[2]　更准确地说,挛缩发生在肌肉 - 肌腱单元(muscle-tendon unit, MTU)和 / 或关节囊中,而不仅是在肌肉。

肌肉的挛缩尤其影响跨关节运动,阻碍了体位维持和活动进行。举例来说,年幼儿童可能因为腘绳肌挛缩而无法更好地保持长时间坐姿。此外,挛缩还会干扰正常运动,并对粗大运动里程碑的发展产生影响。腘绳肌挛缩可能导致屈膝步态。任何年龄段活动能力下降都有可能限制活动并降低参与度。这是一个恶性循环:关节活动度减小可导致活动能力的下降,并进一步限制肌肉运动(肌肉伸展性丧失);而肌肉延展性的丧失又可导致活动度进一步下降。

除了上述因素导致挛缩随时间发展外,挛缩肌肉和正常发育肌肉在组织水平上也可能存在差异。这些差异包括:

(1)肌纤维直径缩小,这可能是肌肉无力的部分原因。

(2)肌纤维僵硬度增高。

(3)肌肉本身缩短,但肌节(肌肉收缩的功能单位)变长且更少。这可能也导致了肌肉无力。

(4)细胞外基质(包围肌细胞的网络,由胶原蛋白、蛋白质等组成)扩大,导致肌肉僵硬度增加。

(5)早期肌细胞数量减少。这些细胞负责大部分的肌肉生长。

因此,除了肌肉变短外,痉挛肌肉的实际成分也可能发生改变。它们与正常发育儿童的肌肉相比,会变得更小(肌肉体积更小)、更僵硬,弹性更差。据报道,与发育正常的儿童相比,痉挛型脑瘫儿童的肌肉尺寸更小,而且在 15 个月大的幼儿中也是如此。

可以预料,14 岁痉挛型双瘫患者的肌肉与 1 岁痉挛型双瘫患者的肌肉有很大不同。痉挛型脑瘫的肌肉成分随时间的变化还有待进一步了解。

为了弥补脑瘫孩子肌肉伸展不足,家长必须确保孩子有足够的机会去伸展和活动痉挛的肌肉。通常情况下,这需要父母每天在全范围活动度内缓慢牵伸孩子的痉挛肌肉(被动牵伸,缓慢牵伸不会引起痉挛反应）。然而,刺激肌肉生长所必需的牵伸时间很长,目前更强调采用其他牵伸方法,包括体位摆放、矫形器、石膏固定[①] 和主动活动。这部分非常重要,下一章将详细介绍牵伸方法。牵伸的目的是尽可能长时间地保持关节活动度,并最大程度上防止挛缩发展。干预治疗应该在确诊时就开始,而不是等到孩子长大后才启动。然而,尽管我们已经尽力了,仍然无法避免某些痉挛恶化。

挛缩的发展速度通常反映了儿童的生长速度,尤其是在快速生长期间（这就是为什么记录生长曲线图很有用）。牵伸对于活跃生长期的儿童非常重要,但在整个儿童期和青春期都需要注意。即使在"较平稳"的生长时期,孩子的身高仍会增长几厘米。正常关节活动度见表 2-4-1。

这里对肌肉正常生长的条件简要总结如下:

肌肉正常生长的条件是在适当负荷和正常活动水平下,定期对放松的肌肉进行牵伸[②]。

当 Tommy 还是幼儿时,他接受了大量的被动牵伸治疗,包括体位摆放、矫形器、石膏固定和主动运动。我和丈夫每天都帮助 Tommy 进行被动牵伸,这已经成为我们的日常工作。

然而,多年过去了,Tommy 的大部分肌肉仍然出现挛缩。

---

① 石膏固定包括将关节置于熟石膏或玻璃纤维石膏中（例如膝关节以下的石膏固定）,持续被动牵伸关节。

② "生理"指在恰当的发育阶段,合适的力作用在骨骼、肌肉和关节正确的位置上。例如,如果关节活动度降低,很有可能出现问题。

二、异常骨骼发育

痉挛型双瘫患者的异常肌肉生长和异常骨骼发育是相互关联的。身体长骨的特定生长区域称为生长板，但决定其最终形状的是作用在骨骼上的力。生长中的骨骼是"可塑的"，并根据受力的结果塑建（成形）。"如果你对生长中的骨骼施加扭曲力，它就会变弯"，这个概念就像"树枝弯曲了，树就倾斜了"一样。

骨骼是肌肉施加力的杠杆，会根据作用于其上的力进行塑形变化。如果这些力适当且在发育过程中的正确时间施加，那么骨骼最终形状将正常。在第一章中，我们介绍了六个主要的粗大运动里程碑，并说明了这些里程碑的关键动作和发生的时间。所有这些里程碑对于施加正常力在骨骼上起到重要作用[①]。

痉挛型双瘫儿童的一个特征是粗大运动里程碑延迟，因此他们可能会错过对骨骼施加力的时机。两岁儿童的骨骼可塑性不如一岁儿童。在痉挛型双瘫儿童中，作用于骨骼上的力并不总是正常的，并且也不一定发生在适当的生长阶段。痉挛型双瘫儿童的骨骼生长并非正常的骨塑建（成形）过程。

除了骨塑建外，在发育过程中还会发生一定程度的骨重建（重新塑形）。

新生儿可能会经历持续的婴儿期挛缩，但随着时间的推移，这些挛缩会逐渐消失。因此，在出生后会发生一定程度的骨重建。股骨前倾就是一个例子，在早期发育过程中需要进行重塑。然而，在存在痉挛型双瘫的情况下，由于异常受力作用，骨重建可能会受到阻碍。

---

① 里程碑至关重要，引导里程碑实现的动作也很重要。例如，当一个孩子能够扶着家具站立时，他们也可能能够用一只手扶着，并转身弯腰捡东西。所有这些活动，而不仅仅是主要动作，都有助于正常力作用于骨骼。

三、痉挛型双瘫常见骨骼畸形以及杠杆臂功能障碍

如前所述,力矩是作用于杠杆(骨骼)上的力(例如,肌肉收缩)围绕支点(关节)产生的转动效应。转动效应的大小——力矩是所施加的力和"力臂",或杠杆长度的联合作用。想象一下,用扳手拧紧螺栓。杠杆是扳手的手柄,力是对手柄的拉力。力矩是使螺栓旋转的转动效应。

肌肉作用产生运动的效果不仅取决于肌肉本身,还取决于骨骼的形状和长度,以及关节的位置。我们已经回顾了脑瘫儿童在成长过程中出现的肌肉问题。如果骨骼和关节的位置或形状不对,那么骨骼作为杠杆的效率就会降低。这会干扰肌肉作用和运动。比如,如果股骨扭曲变形,髋关节内收肌就不能有效地工作,因为肌肉拉力会作用在错误的方向上。有学者提出了"杠杆臂功能障碍"这一术语来描述骨骼问题对运动的影响。这些问题包括杠杆臂(骨骼)短小、弯曲、扭曲和/或处于错误的位置。

以下是常见骨骼异常的例子,这些异常会导致痉挛型双瘫患者杠杆臂功能障碍。它们通常是由骨重建和/或塑建异常造成的,可能会严重干扰运动。包括:

（1）髋关节移位（半脱位/脱位）;

（2）过度股骨前倾和股骨扭转;

（3）胫骨扭转;

（4）足外翻。

下面将逐一进行解释。

（一）髋关节移位（半脱位/脱位）

髋关节是一个球窝关节,由股骨头(球)和髋臼(窝)组成。在骨骼生长和肌肉痉挛的影响下,儿童髋关节可能会出现移位:球部分或全部移出窝。

（1）髋关节半脱位,球部分离开窝,但仍有接触——还有

部分球被窝覆盖。

（2）髋关节全脱位，球全部从窝脱离。

髋关节移位的发展是一个缓慢的过程。它可引起疼痛和功能受损（图 2-7-1）。

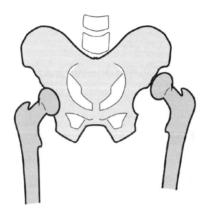

图 2-7-1　脱位的髋关节

患者的右髋关节是正常的；患者的左髋关节脱位：股骨头（球）已经完全移出髋臼（窝）。

针对脑瘫儿童和青少年的规范化髋关节监测计划已经在国际上多个国家开展。随着 GMFCS 分级的严重程度增加，髋关节监测频率也会相应增加。

在 X 线检查中用于髋关节监测的测量指标称为外移百分比（MP），也称为外移指数（MI）。这两个术语都指球移出窝的百分比。髋关节移位是指外移百分比大于 30%。小于 10% 为"正常"。一旦外移百分比大于 30%，若儿童仍在生长期，将来非常有可能进一步移位。

研究表明，髋关节移位的风险随着 GMFCS 分级的增加而增加。脑瘫儿童髋关节移位的风险为：

（1）GMFCS Ⅰ级为 0（与正常发育儿童一样）；

（2）GMFCS Ⅱ级为 15%；

（3）GMFCS Ⅲ级为41%。

你可能会看到"髋关节发育不良"这一术语,虽然与髋关节移位密切相关,但两者不是一回事。髋关节发育不良是医学术语,指髋关节窝不能正常发育而变浅。

（二）过度股骨前倾和股骨扭转

"femoral"指的是股骨（大腿骨）。尽管"股骨前倾"和"股骨扭转"有时被交替使用,但它们描述了两个不同的概念。本节将对两者进行解释。

对于本次讨论而言,股骨的重要部分包括头部（球）、颈部和骨干。颈部将头部与骨干连接在一起（图2-7-2）。

"version"指股骨颈与骨干之间的角度。"ante"意为"向前"。因此,"femoral anteversion"（股骨前倾）是指股骨颈相

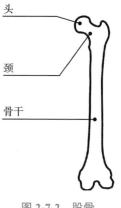

头

颈

骨干

图 2-7-2 股骨

对于骨干向前旋转。图2-7-3提供了正常髋部和腿部从上往下看的视图。股骨前倾的"正常"值范围取决于所使用的参考标准,但通常在成年人中约为0~30°。

出生时,婴儿的股骨前倾角约为40°。在正常发育的儿童中,通过骨塑建和骨重建,股骨前倾角会慢慢地自我纠正。角度在前3~4年内迅速减小,并在青春期进一步减小至成年人的正常值。然而,痉挛型双瘫儿童没有正常的肌肉力量,且多数粗大运动里程碑延迟。因此,股骨前倾可能不会随着生长发育而改善。事实上,在很多痉挛型双瘫儿童中,出生时存在的股骨前倾不仅不能随着生长而减轻,反而可能会加重,导致"过度股骨前倾"（图2-7-3）。

脑瘫患儿的平均股骨前倾角随GMFCS等级的提高而增加:

（1）GMFCS Ⅰ级为30°;

（2）GMFCS Ⅱ级为36°;

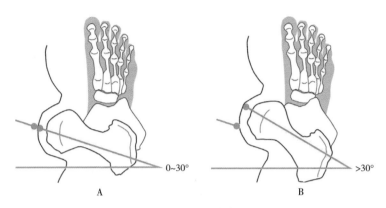

图 2-7-3 股骨前倾

A. 正常的股骨前倾，股骨颈与髋臼对线正常。B. 过度的股骨前倾，股骨颈与髋臼对线不齐：相对于股骨干过度向前旋转。

（3）GMFCS Ⅲ级为 40°。

股骨前倾角过大会导致膝关节和脚内翻的代偿步态。这种姿势有利于使髋外展肌群处于最佳位置，从而提高运动效率。然而，膝关节和脚的内翻会对股骨施加异常向内拉力，并随着时间推移可能引发股骨扭转，即股骨变形。尽管股骨前倾在出生时就存在，但是股骨扭转是逐渐发展的。过度的股骨前倾和扭转是旋转错位的其中一个例子。

（三）胫骨扭转

胫骨扭转是骨骼旋转错位的另一个例子。出生时，正常发育的儿童存在胫骨向内扭转。与股骨类似，随着适当力量在正确时间和顺序下作用，婴儿的胫骨向内扭转会逐渐转变为 10°~15° 向外扭转，并在成人期保持稳定。然而，在痉挛型双瘫儿童中，胫骨向内扭转可能会随着生长发育被过度矫正，变成胫骨"过度向外"扭转的情况，足部也过度朝外（图 2-7-4）。

部分痉挛型双瘫儿童婴儿期出现的胫骨向内扭转会持续存在。然而，随着年龄增长，通常会逐渐发展成过度向外扭转。持续的胫骨向内扭转主要出现在较小年龄的痉挛型双瘫患儿身

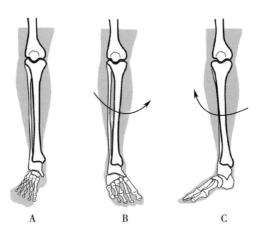

图 2-7-4　右腿胫骨扭转

A. 腿呈 10°~15° 胫骨扭转，这对成年人来说是正常的，脚稍微朝外；B. 腿呈胫骨向内扭转 - 脚朝内；C. 腿呈过度胫骨向外扭转 - 脚过度朝外。

上，而过度的胫骨向外扭转则常见于较大年龄的患者。

　　值得注意的是，在患有股骨扭转和胫骨向外扭转的儿童中，股骨（大腿）是向内转，但胫骨（小腿）是向外转。

（四）足外翻

　　足外翻是后足、中足和前足的一系列复杂节段性错位[①]。这些错位包括：

　　（1）后足外翻；

　　（2）中足旋前；

　　（3）前足外展。

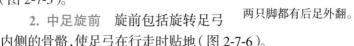

　　1. 后足外翻　在后足外翻中，脚跟以异常的角度朝外，远离身体中线（图 2-7-5）。

图 2-7-5　后足外翻

两只脚都有后足外翻。

　　2. 中足旋前　旋前包括旋转足弓内侧的骨骼，使足弓在行走时贴地（图 2-7-6）。

---

　　① 后足指脚跟。中足指围绕足弓的中间部分脚。前足包括脚趾和指向脚趾的长骨。

3. 前足外展 在前足外展中,前足朝外(图 2-7-7)。

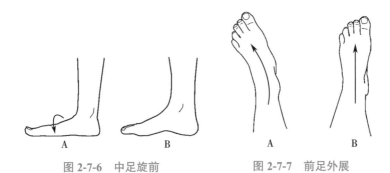

图 2-7-6 中足旋前
A. 脚旋前;B. 脚正常。

图 2-7-7 前足外展
A. 前足外展;B. 前足正常。

随着时间的推移,异常受力会导致三种不同的足部问题,并且通常同时出现。这些问题降低了骨骼杠杆臂效能,从而影响活动能力。想象一下,当一个人想向前走时,脚却朝外。在步态周期的支撑末期,足部需要保持固定以推动身体向前。如果足部过于不稳,则无法有效完成这项任务。这是杠杆臂不稳引起功能障碍的例子。

四、总结

原发性脑损伤导致生长中的骨骼受力异常,随着时间的发展,慢慢形成了继发性畸形。尽管继发性畸形可以通过矫形手术得到纠正,但需要注意的是,由于根本原因(即原发性畸形)仍然存在,它们可能会随着生长发育再次出现。

Tommy 9 岁时面临的继发性问题包括:
(1)多个关节活动度降低(双侧);
(2)过度股骨前倾和股骨扭转(右侧);

（3）胫骨过度外扭转（右侧）；

（4）中足旋前（双侧）。

第八节　三级畸形

卓越的人一大优点是

在不利和艰难的遭遇里百折不挠。

Beethoven

　　痉挛型双瘫的三级畸形是个体为了应对或克服原发性和继发性畸形而产生的应对反应或代偿反应。以下是痉挛型双瘫中的三级畸形示例：

　　（1）骨盆倾斜：从前方观察时，一侧臀部高于另一侧。这可能是因为儿童一侧踮脚走，另一侧不踮脚走（不对称马蹄足）。足部的不对称导致臀部处于不同水平。

　　（2）躯干摆动：走路时左右摇摆，通常是髋外展肌群无力的代偿。

　　（3）骨盆后缩：走路时一侧骨盆可能会向后倾斜（后缩），而另一侧向前（前倾）。这有助于下肢摆动。

　　（4）跳跃步态：跳跃步态是一种代偿机制，患者通过跖屈或支撑侧抬高摆动一侧肢体。这是截肢者常用的代偿方式，但在脑瘫儿童中也很常见。

为了纠正三级畸形,必须解决根本原因,而不是仅仅处理代偿问题。例如,对于躯干摆动的问题,通过改善外展肌群的力量可能会减轻躯干的晃动。跳跃步态通常需要进行延长手术治疗,但这往往会加重步态异常。尽管脑瘫患者表现出来的最显著特征通常是代偿问题,但并不需要单独治疗:这些代偿行为,在根本原因得到治疗后就会消失 [1]。

> Tommy 9 岁时的三级畸形包括骨盆倾斜和躯干摆动。

总结

原发性畸形(神经系统问题)除了痉挛和一定程度的肌无力外,很难治疗。继发性畸形(生长问题)可以治疗,而三级畸形(应对性反应或代偿)则不需要治疗。步态分析是一种客观评估步态的测量方法,在对畸形进行分类时非常有帮助,因为有时候很难区分不同类型的畸形。

将痉挛型双瘫的畸形情况分为原发性、继发性和三级畸形是有益的,因为:

(1)对父母来说,这可以帮助我们了解痉挛型双瘫儿童可能遇到的问题。该分类有助于了解畸形是如何发展的,发展的顺序如何,病情为何随时间变化及如何变化。

(2)对医疗专业人员来说,重要的是区分不同的畸形情况,从而决定哪些可以治疗、哪些不能治疗,以及哪些不需要治疗。这种区分为治疗提供了方向。正如问题的发展有其顺序一样,治疗也应遵循逻辑顺序。

---

[1] 值得注意的是,这些代偿一般是步态代偿,也可能存在于其他疾病,而不仅仅是脑瘫。

接下来,我们来看看原发性、继发性和三级畸形如何综合影响痉挛型双瘫儿童的步态。

第九节　痉挛型双瘫的步态

我爬起来,继续前进,再跌倒,
然而我从未停止过一路舞蹈。
Daniel Hillel

步态是指一个人的走路方式。痉挛型双瘫患者的步态异常是由出生时已存在的神经问题(原发性畸形)、随着生长发育而产生的肌肉和骨骼问题(继发性畸形),以及由此产生的应对反应(三级畸形)共同造成的。

对于一个发育正常的孩子来说,在 3 岁半左右能熟练行走后,步态基本不会发生太大变化。但对于痉挛型双瘫儿童来说,情况并非如此。步行发育迟缓是痉挛型双瘫的特征之一。在第一章第六节中提到:

(1)在 GMFCS Ⅰ级,18 个月到 2 岁之间的儿童行走不需要任何辅助移动设备。

(2)在 GMFCS Ⅱ级,2~4 岁的儿童使用辅助移动设备作为首选的移动方式;4~6 岁的儿童在室内不需要手持移动设备就能行走,在室外平坦的地面上也能短距离行走。

(3)在 GMFCS Ⅲ级,2~4 岁的儿童可以在室内短距离行走,使用手持移动设备(助行器)和成人帮助下转向和转弯;

4~6 岁的儿童可以用手持移动设备在平地上行走。

　　尽管开始行走的时间较晚,但在发育过程中肌肉异常和生长问题逐渐累积,痉挛型双瘫患者的步态也随之改变。

　　有学者对痉挛型双瘫的步态模式进行了分类,并根据严重程度分为四组:从 I 组,真性马蹄足,即患者用脚趾走路伴伸髋伸膝,到Ⅳ组,儿童以蹲伏步态(持续屈膝步态)走路。[①]这种分类揭示了步态随时间的发展进程(恶化)。需要注意的是,并不是所有痉挛型双瘫患儿都会发展成蹲伏步态。我们在本节中将详细介绍蹲伏步态。

　　在第二章第五节提到,节能是正常步态的五个属性之一。痉挛型双瘫患者走路比正常人耗能更多(然而,对他们来说,那已经是能做到的最节能的走路方式了)。对于痉挛型双瘫患者来说,走路的难度大致相当于一个正常发育的孩子爬楼梯的难度。这就是为什么痉挛型双瘫患者很容易疲劳。一项对 573 名双瘫患者的研究发现,在步行速度相同的情况下,患者走路时的耗氧量(一种能量消耗的测量方法)是正常发育同龄人的 2.9 倍。导致痉挛型双瘫患者行走耗能增加的因素尚不完全清楚。

　　步行时的能量消耗就像汽车的燃油效率。一辆效率更高的汽车在行驶一定距离时耗油量更少。能量产生的速度是有限的,痉挛型双瘫患者走路时耗能增多,在消耗同等能量的情况下

---

①　Rodda(2004)的分类如下:
● I组:真性马蹄足。患者用脚趾走路,伴伸髋伸膝。这种情况常见于刚学会走路的幼儿。
● Ⅱ组:跳跃步态。以脚趾行走(马蹄形)、屈膝屈髋为特征。这是青春期前最常见的模式。
● Ⅲ组:显性马蹄足。尽管踝关节仍有完整的关节活动度,但患者用脚趾走路,因此称为"显性"。这通常是过渡阶段,大多数患者的步态会发展成蹲优步态。
● Ⅳ组:蹲优步态(本节有介绍)。有些人可能视Ⅱ组和Ⅲ组都为蹲优步态。

走的距离更短,或者说走同等量的距离时,更容易疲劳 [①] 。这显然对患者的活动和参与有明显不良的影响。

　　痉挛型双瘫儿童或青少年在步行速度或距离方面能跟上同龄人吗? 他们是否经常感到疲劳而需要休息呢? 这些患者在高中和大学校园里经常需要步行,因此可以考虑使用步行/移动辅助工具(如手杖、拐杖、助行器或轮椅),以减轻疲劳和/或疼痛,从而更多地参与到日常活动中。

　　三维(3D)计算机步态分析是观察痉挛型双瘫患者步态偏差的重要设备,在此基础上可帮助他们更好地制定治疗计划。步态同时在三个平面上进行分析,因此称为“3D”。这三个平面分别是:

　　(1)冠状面:从背面或正面看。

　　(2)矢状面:从侧面看。

　　(3)横断面:从上面或下面看。

　　两个痉挛型双瘫患者可能步态一样,但他们的步行机制可能不同。3D 计算机步态分析可辅助分析每个患者的步态以及产生这种步态的原因。

　　步态异常通常随着 GMFCS 分级的增加而加重。研究表明,GMFCS 分级越高,步态异常的患病率和严重程度就越高。然而,其中一项研究的作者也发现,在相同的 GMFCS 分级里,不同患者的步态也存在很大差异;因此,GMFCS 分级并不能有效地指示步态问题。例如,两个同为 GMFCS Ⅱ级的患者也可能有不同的步态:一个为相对直立行走,而另一个为蹲伏行走。

　　对儿童和青少年步态的三项纵向研究显示,在未经治疗的痉挛型双瘫患者中,步态会随着时间的推移逐渐恶化(未经治疗的结果被称为该病的自然史)。最短 1 年半的时间就会出现

---

①　需要注意的是,如果通过治疗患者步行节能效率提高,那么可能需要调整患者的食物摄入量,这样才不会无意中导致体重增加。

恶化。这些研究表明,步态矫正非常重要。

蹲伏步态

蹲伏步态是痉挛型双瘫中最常见的异常步态之一。蹲伏步态是痉挛型双瘫的典型步态,但并非所有痉挛型双瘫患儿都会发展成蹲伏步态。

蹲伏步态可定义为持续性屈膝步态。蹲伏步态的膝关节屈曲程度有所不同,但通常≥20°。这种膝关节屈曲通常也伴有持续的髋屈曲。脚的位置是可变的;可以是跖屈(脚趾着地),也可以是背屈(扁平足,膝关节弯曲)。随着儿童生长发育,蹲伏步态会进一步发展。

有学者将蹲伏步态做以下分类:

(1)轻度蹲伏:通常见于年幼的儿童,可能与髋关节内旋和处于马蹄足状态有关。

(2)中度蹲伏:青春期通常以这种姿势行走,腘绳肌挛缩可能进一步发展。

(3)重度蹲伏:通常见于年龄较大的儿童。

这种分类与其他分类系统相似。见图 2-9-1。

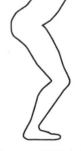

图 2-9-1 蹲伏步态

蹲伏步态看起来像有人把手放在孩子身上,并往下压。孩子的髋部和膝关节都是弯曲的。在日常生活中,他们用蹲伏的姿势站立和走路。

蹲伏步态导致的问题有很多,特别是程度较严重时:

(1)蹲伏步态通常会随着时间恶化,导致行走能力下降或丧失。

(2)髌骨受压引起膝关节疼痛,可能出现软骨软化[①]和髌骨骨折。

---

① 软骨软化症是指髌骨下表面的软骨退化和软化,可引发明显疼痛。

（3）可能会出现背部疼痛。

（4）蹲伏步态可能会影响儿童/青少年的自我形象和自信心。

蹲伏步态可能是由多种因素引起,包括:

（1）髋关节屈曲挛缩或紧张（继发性畸形）。

（2）膝关节屈曲挛缩或紧张（继发性畸形）。

（3）抗重力肌肉无力（原发性和继发性畸形）。

（4）任何使踝跖屈肌无力（比目鱼/腓骨肌）的治疗。

（5）杠杆臂畸形,如骨骼畸形（继发性畸形）。

（6）平衡障碍和选择性运动控制问题（原发性畸形）。

虽然蹲伏步态在痉挛型双瘫中很常见,但目前仍在研究中,尚未完全了解蹲伏步态的所有病因。

直立姿势下的抗重力肌肉是伸髋肌群、伸膝肌群和踝跖屈肌群（表2-4-1）。蹲伏步态主要是伸髋肌群和踝跖屈肌群无力。保持这些肌群有足够肌力很重要,尤其要保证踝跖屈肌群的力量,有助于维持直立姿势。跖屈肌群（尤其是比目鱼肌）控制胫骨,可以将胫骨向后拉从而伸直（伸展）膝关节。

蹲伏步态的力学机制很复杂。站立时,重力作用于身体产生向下的力,而地面则产生相反的向上的力。后者称为地面反作用力[1]。身体部位的位置和形状决定了地面反作用力作用于关节和肌肉的位置或需要抵消它的位置:

（1）当伸膝站立时,地面反作用力作用在膝关节前面,帮助膝关节伸展。这是十分有用的,因为用较少的肌肉运动就可以保持膝关节伸展。

（2）当膝关节过度弯曲站立时,地面反作用力会移到膝关节后面并产生弯曲力。这导致抗重力肌肉不得不更加努力地工

---

① 假设地板上有一个盒子。来自地板的地面反作用力足以抵抗箱子上的重力。现在,想象一个有把手的纸袋,并在里面放一个重物。袋子对重物的反作用力不够（没有足够的阻力）,重物就会从袋子底部掉出来。重力作用在物体上的拉力大于袋子的反作用力,因此袋子不能支撑物体。

作来抵抗地面反作用力,进而使膝关节不堪重负(图 2-9-2)。

如果跖屈肌群无力,在站立或行走时,它们就不能有效地伸直膝关节(通过将胫骨向后拉),那么伸膝肌群和伸髋肌群必须努力工作以保持身体直立。由于蹲伏步态时膝关节弯曲,这种"自由"的伸展力就丧失了。

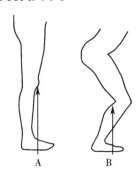

图 2-9-2　地面反作用力相对于膝关节的位置
A. 地面反作用力作用于膝关节前面,促进膝关节伸直;B. 地面反作用力作用于膝关节后方,产生屈曲力。

一旦蹲伏步态形成则会变成持续状态。持续以屈曲模式行走意味着:

(1)某些肌肉可能处于持续短缩状态,导致挛缩。

(2)其他肌肉-肌腱单元由于长期处于延长状态,导致过度拉长。这会影响到髌骨肌腱(连接膝关节骨和胫骨的肌腱)。

在第二章第四节中提到,当肌肉处于关节活动度中间位置时可产生最大的力量(即当肌肉长度适中时),肌肉过短(挛缩时)或过长时都不能有效地产生肌力。这就像让一个孩子去玩跷跷板,如果把他们放在靠近中心的地方,那无论如何努力,他们都无法产生足够的力量让他们这一边的跷跷板下降。痉挛型双瘫也会出现同样的情况,只是此处的肌肉可能有多种问题(可能过短、过长、痉挛和/或无力),并且可能试图将力施加在可能本身就不正常(形状和/或位置)的骨骼上。

随着孩子的成长,肌肉质量的增长速度远远高于肌肉力量的增长速度。这是因为,与肌肉体积相关的肌肉质量随立方定律而增加,而与肌肉横截面积相关的力量只随平方定律而增加。

随着儿童成长,力量与质量比减小,会使已经形成的蹲伏步态恶化。因此,随着孩子体重的增加,蹲伏步态通常会变得更严重(这种力量与质量比的变化适用于所有儿童和青少年,而不仅仅是痉挛型双瘫患者,只是在正常发育的儿童中没有被注意到,因为他们的肌肉足够强壮)。

因此,对于痉挛型双瘫的孩子来说,在他们成长的过程中,加强肌肉力量的训练是非常重要的。再次强调,保持跖屈肌群力量对预防蹲伏步态很重要。

> 在 Tommy 9 岁时,他被诊断为中度蹲伏步态。他走路时的耗氧量是正常情况的 2.5 倍,这意味着他走路时的能量消耗是正常同龄人的 2.5 倍。
>
> 步态分析有助于确定在此阶段所存在的步态问题,并制定针对性治疗计划。对 Tommy 的畸形进行合理分类并确保治疗计划能针对性解决他的问题,这是我们治疗的正确方向。

第十节　要　　点

(1)痉挛型双瘫患儿出生时骨骼、肌肉和关节看起来都很正常。但在他们成长的过程中,痉挛型双瘫的问题就出现了。

(2)痉挛型双瘫最常与早产或妊娠中晚期的脑损伤有关。

(3)典型的痉挛型双瘫脑损伤为脑室周围白质软化症。

它破坏了连接大脑和脊髓的交流束（锥体束），以及从大脑其他区域接收输入的能力。由于神经束位置不同，踝比膝受累更多，膝比髋受累更多。

（4）生长是影响痉挛型双瘫一个非常重要的因素。有两个快速成长时期：从出生到三岁，以及青春期。骨骼生长通常在 20 岁左右停止。

（5）研究表明，在所有年龄段和所有 GMFCS 分级上，脑瘫男孩和女孩的平均身高都低于正常发育的同龄人。

（6）痉挛型脑瘫发生的异常可分为原发性畸形、继发性畸形和三级畸形。

（7）原发性畸形由脑损伤引起，从脑损伤发生时就存在，为神经问题，包括选择性运动控制障碍、平衡不良、肌张力异常、肌肉无力、感觉和其他问题。

（8）继发性畸形是在成长过程中产生的，由肌肉生长和骨骼发育异常所致，因此被称为生长发育问题。

（9）三级畸形是应对反应或代偿措施，其产生是为了代偿或抵消原发性畸形和继发性畸形的影响。

（10）挛缩的发展是由许多因素导致的复杂过程，包括肌肉不能在长度或宽度上充分增长。挛缩出现在肌肉 - 肌腱单元，而不仅仅是在肌肉。

（11）导致痉挛型双瘫患者杠杆臂功能障碍的常见骨骼畸形包括髋关节移位（半脱位 / 脱位）、股骨过度前倾和股骨扭转、胫骨扭转和足外翻。这些都是由骨塑建和 / 或重塑问题造成的。

（12）在生物力学中，"力矩"是由力（例如肌肉收缩）作用在杠杆（骨头）上，围绕枢轴（关节）产生的转向效应。肌肉动作产生运动的效果不仅取决于肌肉本身，还取决于骨骼和关节的位置及形状。如果骨骼和关节的位置或形状不正确，那么骨骼作为杠杆的效率就会降低，从而影响移动和行走。

（13）一些国家正式开展了儿童期和青春期的髋关节监测计划,监测频率应随着 GMFCS 分级的提高而增加。

（14）痉挛型双瘫患儿的步态异常是原发性畸形、继发性畸形和三级畸形共同影响的结果。随着生长发育,步态可能会发生改变。

（15）随着严重程度的增加,痉挛型双瘫的步态模式可分为四组。

（16）蹲伏步态可定义为持续性屈膝步态,通常也伴有持续的髋关节屈曲。蹲伏步态可从轻度到重度不等。

（17）痉挛型双瘫患者走路耗能较健康同龄人更多,这也是他们常感到疲劳的原因之一。此外,对于患者的活动和日常活动参与也会产生重要影响。

第三章　痉挛型双瘫的管理和干预：20 岁前

第一节　概　　述

> 光知道不够，得学会运用。
> 光有决心不行，得付出行动。
> Johann Wolfgang von Goethe

"管理"和"治疗"之间的区别是比较微妙的。"管理"一词考虑到儿童成长的各个阶段，更加广义。而"治疗"被认为是运用特定的干预方法和手段，例如物理治疗、矫形器或矫形儿科手术。"治疗"和"干预"通常可以互换。

管理意味着一整天（24 小时）都去关注孩子，确保他们生活的各个方面都得到恰当的帮助和干预。因此要将治疗纳入整个管理方案，需要团队多名成员的共同努力。我们提供治疗以实现管理，以提高功能状态和生活质量。

管理的总体目标是帮助痉挛型双瘫儿童发挥其真正的潜力，最大程度提高他们的自信心和独立能力。这应与我们为他们设定的目标一致。然而，当面对痉挛型双瘫儿童时，整个家庭以及相关专业治疗人员必须尽力让他们发挥最大潜力。根据第一章第四节所述的 ICF 框架，管理的目标是通过增强活动和减轻身体功能及结构的异常，促进最佳的日常活动参与。

治疗方式取决于患者的年龄和 GMFCS 水平。关注年龄是因为可能随着成长和时间推移而出现继发障碍。GMFCS 分级也很重要，一般来说，GMFCS 级别越高就越严重。我们经常用牵伸的方法刺激肌肉生长,目的是预防或延缓肌肉挛缩和骨骼畸形的发生,让脑瘫儿童在每个阶段都有适合的活动和参与体验。当然,肌肉和骨骼的问题也可以通过矫形手术来解决。

　　痉挛型双瘫的治疗不是单一方法,而是需要综合的多种方式协同治疗。在某些情况下,一种治疗方法可以促进另一种治疗方法的效果。这是痉挛型双瘫患者需综合治疗的一个很重要原因,它强调多学科团队合作的重要性。

　　本章主要探讨 20 岁以下痉挛型双瘫患者的管理和治疗经验。第四章将重点介绍成年后的痉挛型双瘫管理。这样的年龄划分主要有以下两个原因:

　　(1)发育是痉挛型双瘫的一个重要因素。正如我们在第二章中所看到的生长曲线那样,20 岁时生长发育已完成。

　　(2)多数国家的医疗服务在 18~20 岁时已从儿科过渡到成人科室。遗憾的是与儿童相比,脑瘫患者在成年后的医疗服务要差得多。

第二节　什么是最佳实践

　　"请告诉我,我该走哪条路好吗?"
　　"这应该取决你想去哪里"猫说。
　　"去哪里都行——"爱丽丝说。
　　"那你走哪条路都无所谓了"猫说。
　　Lewis Carroll,《爱丽丝梦游仙境》

　　认识和了解最佳实践非常重要。本节将介绍痉挛型双瘫目前广泛接受的管理和治疗最佳实践经验，但这些经验可能会随着时间推移而有所进展。

目前的最佳实践经验包括：

（1）以家庭为中心的照护和以患者为中心的照护；

（2）循证医学；

（3）数据驱动决策；

（4）多学科团队合作；

（5）专家团队；

（6）早期干预；

（7）设定目标；

（8）评估结果。

（一）以家庭为中心的照护和以患者为中心的照护

当一个孩子被诊断为痉挛型双瘫时，整个家庭都会受到影响：父母、兄弟姐妹以及其他家庭成员。以家庭为中心的照护是一种围绕整个家庭展开的护理方式，而不仅仅是针对脑瘫儿童。[①]这种照护方式可以看作是"专家会诊"，汇集大家知识共同制定最合适脑瘫儿童的照护计划。父母是孩子的专家，而医生只是疾病和治疗方面的专家。以家庭为中心的照护团队中医疗专家不是权威者，而是与父母一起为孩子提供治疗计划的合作伙伴。

以家庭为中心的照护和以患者为中心的照护密不可分。随着孩子的成长，后者由前者演变而来。在以患者为中心的照护中，患者积极参与自己的治疗计划和决策。以患者为中心治

---

① 以家庭为中心的照护也被称为"以家庭为中心的服务"。CanChild 对以家庭为中心的照护的定义如下：

以家庭为中心的照护由价值观、态度和方法等因素构成，为有特殊需要的儿童及其家庭提供服务。应认识到这种照护对每个家庭都是独一无二的；而家庭在孩子生命中是永恒不变的；家庭成员与其他人员互相合作，就儿童和家庭接受的服务和支持做出正确的决定。在以家庭为中心的照护中，所有家庭成员的优势和需求都要考虑到。他们是了解孩子能力和需求的专家。

疗的要点：

（1）以患者为中心的照护就是专业人员让孩子从早期就参与其中对话。一项关于儿童在初级儿保期间是否让其参与回答问题的研究中发现，如果医生在问诊时仅仅是跟孩子多一些眼神交流，那么孩子就会更愿意配合诊疗活动。

（2）以患者为中心的照护遏制了"习得性无助"的想法，即一个人所做的任何事情都不会改变将来。习得性无助可认为是继发性残疾。

（3）一项研究发现，脑瘫患者在儿童时期学会如何进行个人健康管理，与成年后执行有规律的运动活动显著相关。

（4）由以家庭为中心的照护到以患者为中心的照护是循序渐进的过程，父母和其他成员需要随时间的推移促进这一转变。

> 在早期，孩子不能为自己发声，所以父母必须是孩子的坚定支持者和决策者。
>
> 父母作为孩子的家长，我们不能不为他们发声，孩子依赖着我们。举个例子，有一次，一位热心的职业治疗师建议 Tommy 在教室里放一张可调节的特殊矫姿桌椅，以改善坐姿。当时他大约八九岁，这个桌子的缺点是不能像其他孩子一样两个人使用同一张，也就是没有同桌，也没有朋友的陪伴，独自一个人坐在一张另类的桌子旁。这让他一点都不高兴。无论姿势调整对孩子有多少好处，缺少了参与都是不值得的。大约 1 年后我就不再让 Tommy 使用这套桌椅了。
>
> 我建议父母应注意治疗成本及获益比（不是算经济账）。记住，你是孩子的家长，你需要权衡医疗专家给出建议的利弊，以确保这些建议真正对孩子有利。不要害怕提出反对意见（即使你只是在事后才意识到，正如上面的例子所描述的那样），要相信自己的判断。

（二）循证医学

循证医学（或循证实践）是"严格、明确、认真"地使用当前最佳证据来为患者做出个体化治疗方案。循证医学结合了最佳的临床研究证据和医学专家的专业知识。

尽管用循证医学指导治疗是我们的目标，但遗憾的是，一些脑瘫领域的权威专家指出——要实现这一目标还有很长一段路要走。从基础研究向临床实践的转化是缓慢的：不只是脑瘫领域，所有医疗领域都是这样的。研究发现，基础研究平均需要 17 年才能完成临床实践的转化。例如，脑瘫粗大运动功能分级系统（GMFCS）于 1997 年首次出版，2015 年对 283 名儿童物理治疗师调查发现，只有不到一半的人经常使用。最近一项调查发现，在 303 名照护者中，只有不到一半的人知道自己孩子的 GMFCS 水平。这表明医学从发展至付诸实践需要很长的时间。

虽然循证医学在医学中至关重要，但缺乏证据并不一定意味着缺乏有效性。循证医学将来自研究的最佳证据与专业人员的临床专业知识相结合。医学专家的临床专业知识通常会促使新治疗方法的发明，而治疗效果有效性的研究通常也会接踵而至。例如，单次多平面手术最早就是由该领域经验丰富的外科医生根据临床经验开发而来的，但相关研究是随后开展的。虽然单次多平面手术在 20 世纪 80 年代就开始开展，但作为评估脑性瘫痪治疗有效性的随机对照试验（randomized controlled trial, RCT）[1] 直到 2011 年才开始进行。如果这些脑瘫儿童不得不等待证据来证明它的有效性，那么他们就会错过单次多平面手术所带来的收益。当然，鉴于新的研究（希望还有新的治疗方法）不断出现，本书也需要及时更新。

---

[1]　随机对照试验是研究领域的金标准。RCT 是一项科学实验，有非常严格的指导方针，用以确保两组受试者唯一的不同是一个接受治疗而另一个不接受治疗。在 RCT 中，受试者会被随机分配到治疗组或非治疗组（也称为对照组），通过比较两组的结果可以让研究人员确定该治疗是否有效。

另外：

（1）有时科学证据相互矛盾。一部分专家可能支持一种治疗方法，但另一部分专家可能会提出质疑。当提出质疑时，循证医学研究和关注点为证据的质量及数量。可能一种研究很完善的治疗方法，只有在应用了很长一段时间后，问题才会显现出来。新的研究可能会引起该领域专家的质疑和 / 或改变现有的观点，科学研究不是一成不变的，而是不断发展的。

（2）并不是所有的脑瘫治疗方法都有足够的证据支持其有效。

（3）无论哪种治疗方法，除短期效果外，关注长期疗效也非常重要。关于脑性瘫痪的长期随访研究很少，但庆幸的是，这些研究的数量正在增加。

（4）像 GMFCS 这样的评估工具可以让研究者更好地描述患者的状态。这大大提高了我们评估特定情况下的功能水平。本书所描述的痉挛型双瘫患者，GMFCS 多在 Ⅰ~Ⅲ级之间。

（5）研究所得出的结论是根据多数人的情况制订的。适用于大多数患者，而不是所有患者，其中涉及很多因素；虽然有强有力的证据支持一种治疗方法有效，但并不是对每个人都有效。要记住一点，好的疗效仅限于特定情况。例如，研究表明虽然对儿童进行单次多平面手术后效果肯定。然而，每个孩子术后效果都是不一样的，这取决于他们的残疾程度、原始治疗计划和手术后的护理计划等因素。对于其他治疗方法也一样，效果存在个体差异。

（6）分配给脑性瘫痪相关研究的经费预算非常少，这使得选择哪些研究非常重要。

（三）数据驱动决策

最佳的决策是由数据驱动的。例如在脑瘫矫形外科手术（如单次多平面手术）决策中需要多个数据来源：

（1）病史；

（2）查体；

（3）影像学检查；

（4）步态分析；

（5）麻醉下查体。

熟练的评估多个数据来源对决策至关重要。

（四）多学科团队合作

脑性瘫痪的治疗不仅仅涉及一个学科。它涉及多学科医学专业人员，包括物理治疗学（physical therapy, PT）、作业治疗学（occupational therapy, OT）、言语和语言治疗学（SLP, 也称为言语和语言治疗, SLT）[①]、护理学、矫形学[②]、儿科学[③]、神经病学[④]、神经外科学[⑤]、矫形外科学[⑥]、物理医学与康复（physical medicine and rehabilitation, PMR）[⑦] 等。

多学科团队合作的意思是多个学科的医务人员组成一个团队共同为患者治疗。尽管他们是一个团队，但每个专科的人员都在各自专业范围内进行诊疗活动。

我最近读了一本关于 2 型糖尿病的小册子，介绍了糖尿病护理团队的成员。有一个这样的问题，"你们的团队中都

---

①　物理治疗学（PT）、作业治疗学（OT）和言语和语言治疗学（SLP）的作用在第三节中说明。

②　矫形学是涉及矫形器（矫形支具）的设计、制造和管理的医学分支。矫形器（矫形支具）是一种用来固定身体特定部位以调整其结构和功能的装置，通常由轻质定制成型的塑料或碳纤维制成。

③　儿科学是研究儿童及其疾病的医学分支。

④　神经病学是研究神经系统疾病的医学分支。

⑤　神经外科学是指对神经系统，特别是大脑和脊髓进行的外科手术。

⑥　矫形外科学是指对肌肉骨骼系统进行的外科手术，包括骨骼、关节、肌肉、韧带和肌腱。

⑦　物理医学与康复（PMR）又称理疗学，是医学的一个分支，旨在增强和恢复身体残疾者的功能和生活质量。PMR 医生的治疗范围包括各种影响大脑、脊髓、神经、骨骼、关节、韧带、肌肉和肌腱的疾病。

有谁？"这个问题的回答是"你，糖尿病患者，是团队中最重要的成员。"

这种情况也适用于脑性瘫痪。父母和孩子是团队里最重要的成员。脑瘫虽然不能痊愈，但有这样的团队，脑瘫儿童可以得到最好的治疗。

用竞技体育来打比喻，成功取决于团队每个成员的合作，而不是某个人的能力。

（五）专科医疗中心

专科医疗中心，在很多医学领域正在蓬勃发展。以乳腺癌专科团队为例，研究表明专科中心治疗乳腺癌病例越多，治疗效果越好（这被称为集约治疗）。

脑瘫医疗中心：

（1）拥有一个多学科团队，包括前面所述的专业。

（2）中心需要有足够的患者量，这样才能保证中心的医疗技术水平和正常的运转。

（3）提供全方位的循证治疗方案，为每名脑瘫儿童选择最优治疗方案。

（4）进行相关研究并在期刊上发表；这些研究包括长期的基础研究。

（5）理想情况是提供终身治疗，脑瘫不仅仅是"儿童疾病"。

（六）早期干预

从出生至 5 岁的早期干预在痉挛型双瘫的管理中至关重要①。我们已经注意到：

---

① 早期干预被定义为：多学科服务以促进儿童健康和福祉，诱导新能力的出现，减轻发育迟缓，补救现有或新出现的残障，预防功能退化并促进适应性养育和整体家庭功能。目标是通过为儿童提供个性化的发展、教育和医疗服务，为他们及其家庭提供相互支持计划。

（1）早期诊断对早期干预来说是非常重要的。由于痉挛型双瘫通常是轻度或中度，确诊可能会晚一些，因此干预也会相应延后。

（2）早期干预是利用神经可塑性的最佳时机。

（3）早期干预对于减轻儿童成长过程中出现的继发功能障碍非常重要。因为出生早期生长速度最快。

虽然我们强调早期干预，但在儿童、青少年和成年期仍然需要干预。

（七）制定目标

治疗目标应由脑瘫儿童、父母和专业人员共同制定，并在治疗后评估目标的完成情况。一种广泛使用的目标导向系统被称为 SMART 系统 ①。在这个系统中，目标被设计为"具体的、可衡量的、可实现的、相关的和有时限性的"。

让我们更详细地了解 SMART 系统的各个方面。

1. 具体的和可衡量的　目标应包含五个要素：

（1）谁；

（2）要做什么；

（3）在何种条件下；

（4）具体情况如何；

（5）何时实现。

2. 可实现的　目标应该与患儿的预后相匹配，并且是可实现的。

（1）相关的：目标应该是针对患儿和家庭都有意义，并与各自的目标密切相关。目标应具有功能性；即不是仅仅基于功能障碍（身体结构和功能上的异常）。

（2）时限性：目标的实现必须有具体的时间限制。

---

①　SMART 系统也广泛应用于其他领域，例如在项目管理和员工绩效等行业，也用于个人评估。

以下是 SMART 目标的一些示例。前三个是为婴幼儿期设定；后两个在进行 SEMLS 治疗后更常见。

（1）James 要在 3 个月内扶着家具站起来，以便参加（训练台上）游戏活动 ①。

（2）Guilherme 要在 3 个月内独立爬行 10m，以便能在家中的房间里来回移动。

（3）Emma 要在 6 周内保持盘腿独坐，双手玩 10 分钟，以便参与家中的游戏活动。

（4）Athena 要在 3 个月内使用反向助行器在人行道上行走 100m，以便在课间休息时进入操场。

（5）Jack 要在 1 个月内用一侧扶手和最小的辅助（父母的帮助）上 / 下 13 级楼梯，以便能进入楼上的卧室。

研究表明：

（1）与非目标导向性训练相比，在日常生活中的目标导向性训练可显著提高粗大运动功能。

（2）制定简单而又有意义的目标对于坚持、改善预后、提高患者和家庭生活质量是很有必要的。

（3）我们要相信自己的孩子，让他们制订自己的目标，即让他们参与到自己的治疗计划中。

（4）他们可能会更有动力去实现这个目标。研究发现，孩子们自己确定的目标和父母确定的目标都是一样可以实现的，并且随着时间的推移可以保持稳定。

（八）评估结果

许多变量都可以被测量，包括身高、步行速度和步行能力。有的变量可以使用仪器测量，有的则需要家长提供。如测量

---

① 通常，目标将包括具体的实现日期，而不是相对模糊的"3 个月内"。

尺、计时行走测试、三维计算机运动分析 [①] 和 Gillette 功能评估问卷（FAQ）[②] 都可以用于测量这些变量。

测量后得出的结论常体现有效或无效，因此"测量结果"常指疗效评估。例如在矫形手术前评估一个人的步行速度，然后在治疗后再次评估，就可以通过手术前后的测量结果来评估手术对这个人行走速度的影响或手术效果。因此，手术的结果可以用步行速度这一变量来衡量。它也可以用步行能力的变量来测量，就像 FAQ 中测量的那样。

用于评估疗效的变量可以分为技术层面、功能层面或患者/家长满意度层面等。例如，骨科手术通常使用多个变量进行评估，如技术层面（关节活动度、步态、行走时能量消耗）及功能层面（粗大运动功能、行走能力）。每个变量是独立的，各变量间又是互相补充的。变量可以在 ICF 的每个领域（身体功能和结构、活动和参与）进行评估。为了对患者提供全面的评估，应该使用 ICF 涵盖不同领域的一系列变量（技术、功能和患者/家长满意度）。附录 3 包含关于评估工具的更多信息。

结论

上面讨论并总结了目前公认的痉挛型双瘫管理和治疗最佳治疗实践的基本原则。下面我们来看看儿童和青少年时期的不同治疗方法。

---

① 三维计算机运动分析（3D 计算机运动分析）可提供非常详细的步态分析。在三个平面上同时分析步态，因此应用术语"3D"。

② Gillette 功能评估问卷（FAQ）是分 10 个等级的步行评估量表。它要求家长用脑瘫儿童常用的辅助行走设备来评估行走能力。量表涵盖了一系列的行走能力评估，从 1 级（不能行走）到 10 级（在水平和不平坦的地形上行走、跑步和攀登，无困难地爬楼梯，通常步行能力同正常人）。

父母都希望痉挛型双瘫的孩子能得到最好的治疗。我们知道这是一种终身的疾病,目前还无法治愈。但我们还是希望孩子能得到最好的管理和治疗,以确保他们的身体状况不会变得更糟。因此我们希望脑瘫的管理是科学的。

然而,目前现实情况是各国间,甚至一个国家不同地区间,现有的医疗质量和标准差异很大。有些地区的医疗质量要比其他地区好得多,儿童(或青少年抑或成人)疾病的管理不应因地域而受到限制。

医务人员希望他们能为脑瘫患者提供更多更好的医疗服务,但他们也可能认识到在这方面存在一定的差距。父母和医务人员都应该知道什么是有效服务,并适当地(希望是同时)建议制定医疗政策的官员们改善服务质量。

第三节　临床治疗

团队合作的好处在于总是有人站在你的身边。
Margaret Carty

多数痉挛型双瘫儿童在发育不同阶段都接受过物理治疗、作业治疗和言语治疗。专家们是这样定义康复治疗的:

康复治疗是帮助孩子及家庭在各种环境中发挥最佳功能的过程。通过利用治疗师的专业知识,寻找让孩子和家庭尽可能充分且有功能性地生活的方法。

显然，这个定义也适用于青少年和成年脑瘫患者。改善其功能应是治疗的主要目标。

本节涵盖：

（1）物理治疗；

（2）作业治疗；

（3）言语和语言治疗学；

（4）提供治疗服务 [①]。

一、物理治疗

物理治疗（physical therapy，PT）是一种帮助发展、维持和恢复个体最大运动能力和功能的治疗方法。物理治疗师（physical therapists，PTs）在不同的国家有不同的称呼，在许多国家他们被称为理疗师（physiotherapist）。在这本书中，我使用了"物理治疗师"和"物理治疗"这两个术语。物理治疗通常是痉挛型双瘫儿童父母最先遇到的康复服务之一。

关于物理治疗记得有一本书这样写道：

随着时间的推移，人类运动能力已接近极限，运动员打破运动纪录变得越来越难。相比之下，神经康复领域研究表明，许多疾病都没有接近神经恢复的极限。越来越多的科学数据明确表明，基于物理治疗的运动策略是解锁功能恢复潜力的关键因素之一。

---

① 还有其他类型的治疗师：例如，游戏治疗师、音乐治疗师和治疗性娱乐专家（TRS）。治疗性娱乐专家是有资格在美国和加拿大提供娱乐治疗服务的专业人士。其他国家可能也有同样的专业人员。

运动治疗能达到以下三个潜在效果：

（1）预防继发性肌肉骨骼损伤（继发性畸形）并最大程度地提高身体机能。

（2）促进儿童的认知、社交和情感发育。

（3）发展、维持或者恢复神经结构和通路（与神经可塑性有关）。

物理治疗师需根据评估结果以及家庭和孩子的目标选择相应的治疗方案。治疗通常是以目标为导向的。例如，如果孩子的目标是更加独立地行走，那么治疗就主要包括步态训练和构成步态基础的一些运动。

物理治疗师应用运动学理论来指导运动治疗，帮助儿童实现目标。美国物理治疗协会（APTA, 2012）阐释了这个概念：

在学习的初始阶段，即认知阶段，患儿的练习重点是获得运动策略的一般概念。此阶段运动表现是多变的，可能伴随着大量错误。物理治疗师给予更多指导和反馈是非常重要的。在学习的第二阶段，即联想阶段，患儿需要通过大量的练习来完善正确的运动模式。随着时间的推移，运动表现逐渐符合治疗师的要求，指导和反馈逐渐减少直至消失。在学习的第三阶段，即自主阶段，不同生活场景中的实践是此阶段的重点，以实现运动的灵活性。在不同场景中练习可为患儿提供更多种类的丰富的有意义的学习机会，以实现运动记忆并建立学习任务。

物理治疗师应选择减少原发性畸形（或损伤）并预防继发性畸形的治疗方法。治疗师所选择的改善运动能力的治疗方法，并不一定能直接改善运动能力，但一定是相关的。例如，患儿的治疗目标是能够在不借助外力的情况下从地板上站起来。评估时，物理治疗师可能会认为踝关节活动度受限和伸髋伸膝相关肌群力量不足是阻止实现这一目标的因素。因此，治疗师可能会在该患儿的治疗计划中加入石膏固定（以改善关节活动范围）和肌力训练（以改善伸肌无力的问题）。虽然上述治疗方法并不是直接改善独站的能力，但解决了阻碍独站的潜在因素。随着这种潜在因素的减少，治疗将转换成特定任务训练，即从坐位到站立位训练。

作为目标导向性训练／功能训练方法的一部分，物理治疗师可能使用的常见治疗方法包括：

（1）牵伸以维持或改善关节的活动范围和正确力线；

（2）力量训练；

（3）功能性活动和步态训练；

（4）电刺激，通常与功能性活动相结合。

有足够的证据支持目标导向性训练／功能训练方法的有效性[①]。

在讨论每种治疗方法之前，很重要的一点是要注意目标导向／功能训练方法和下面许多治疗方法（特别是牵伸、力量训练、功能性活动和电刺激）也用于作业治疗，我们将在下一节中进行讨论。由于痉挛型双瘫患者下肢受累最明显，因此本节重点介绍下肢相关治疗。但同时也不能忘记，痉挛型双瘫患者上肢也会受累，一些治疗也可能与上肢治疗相关。

（一）牵伸以维持或改善关节的活动范围和正确力线

我们在第二章中提到，肌肉的正常生长需要每天 2~4 个小时的牵伸，而发育正常的儿童从起床后就开始四处走动、跑步和玩耍，会得到必要的牵伸运动。而痉挛型双瘫患者常因肌肉牵伸不足而出现肌肉短缩和关节挛缩。

---

① 值得注意的是，以前和现有的治疗方法，有些推荐继续使用，如引导式教育和 vojta 疗法，而有的治疗方法则建议停止使用，如 Patterning-Doman-Derakato 技术。对其他治疗方法的讨论超出了本书的范围。

　　痉挛型双瘫婴幼儿、儿童和青少年在整个生长过程中都需要牵伸活动。虽然牵伸的方式可能会随着年龄的增长而有所不同，但对牵伸的需求是不变的。3 岁以内和青春期是生长发育的快速阶段，也是牵伸非常重要的时期。

　　传统意义的牵伸通过对痉挛肌肉进行缓慢的被动拉伸来实现。然而，由于肌肉生长需要持续的牵伸，且被动牵伸缺乏有力的循证医学依据，因此现在更强调使用主动运动达到肌肉牵伸的目的。

　　虽然我们说的是肌肉牵伸，但实际牵伸的是肌纤维。特别需要牵伸的肌肉包括屈髋肌群、髋内收肌群、股直肌、腘绳肌和小腿肌群。多数双关节肌肉更容易发生挛缩。请参阅表 2-4-1。如果患儿上肢肌肉受累，那上肢肌肉也需要纳入牵伸治疗计划中。

　　以下是不同的牵伸方法（可以同时任意组合）：

　　（1）体位摆放；

　　（2）矫形器；

　　（3）石膏固定；

　　（4）主动运动。

　　1. 体位摆放　建议全天变换不同体位来实现肌肉持续的牵伸，以促进肌肉生长。正常发育的儿童或者青少年每时每刻都在变换着不同体位。痉挛型双瘫儿童应尽量避免长时间保持一个体位。婴幼儿可能需要父母帮助其转换体位。

　　"W 坐"是用来描述痉挛型双瘫（或其他类型的痉挛型脑瘫）儿童所采用坐姿的术语。儿童坐在地上时，双足在外侧，从上面看，腿呈"W"形。痉挛型双瘫儿童喜欢"W 坐"是因为这是一种稳定的坐姿，不需要刻意维持各方平衡反应，可以解放双手来玩耍或做其他事情。"W 坐"的缺点在于可能导致髋关节外旋功能丧失，从而妨碍骨骼重塑的过程。虽然传统观点不推荐"W 坐"，但目前认为只要孩子通过"W 坐"可以获得更多的其他姿势，获得更多的功能，那么这种坐姿在某种程度上是可以接受的。

对于年龄较大的儿童和青少年双瘫患者来说,避免长时间保持同一姿势非常重要。由于电子产品过度使用普遍存在,他们可能经常长时间坐着。

附录4提供了关于变换各种体位的资料,包括长坐位、侧坐位、盘腿坐、俯卧和站立。

在日常生活中,寻找合适的机会来调整体位非常重要。比如,在玩耍、阅读、看电视或使用电子设备时都需要注意。

2. 矫形器 矫形器(或支具)是一种用来固定身体特定部位以调整其结构和功能的装置,通常由轻质定制成型的塑料或碳纤维制成。实现更长时间的肌肉牵伸是使用矫形器的目的之一。

夜用矫形器,如踝足矫形器(控制踝关节和足的矫形器)加上膝关节固定装置及膝踝足矫形器,也可用于小腿三头肌等肌肉的牵伸(单关节比目鱼肌和双关节腓肠肌,参见表2-4-1)。夜用矫形器是在睡眠时佩戴的。如果感觉同时佩戴两侧不舒服,可以每晚佩戴一侧,左右交替使用。

3. 石膏固定 石膏固定是使用靴型石膏固定或玻璃纤维包裹关节(例如,膝下石膏),以实现关节的持续被动牵伸,玻璃纤维相对更轻。通常使用连续石膏固定,以获得更好的效果。

4. 主动运动 是指主动的活动,儿童或青少年通过运动实现关节全范围的活动。

使用哪种方式做牵伸运动取决于很多因素,包括痉挛程度、肌张力情况、年龄和发育阶段。物理治疗师可以提供指导,但主动运动必须融入日常生活活动中,因此需要在家中进行。

关于牵伸的研究证据说法不一,根据临床医生和治疗师的经验是推荐进行牵伸的。也有研究表明,牵伸作为综合康复治疗计划的一部分,对脑瘫儿童是有益的。

5. 力量训练 肌力不足是痉挛型双瘫主要异常表现之一,但肌力同时会受到继发性畸形(肌肉和骨骼的异常发育)的进一步影响。因此,痉挛型双瘫患儿下肢主要肌群的力量通常都低于正常发育的同龄人。传统思想认为痉挛型双瘫患者应谨慎进行力量训练，因为可能加重痉挛。但研究发现力量训练可以增加肌力，而不会加重肌肉痉挛。

力量训练对痉挛型双瘫尤为重要，因为肌力不足是该病的一个特征。全部肌肉力量都需要加强，尤其是抗重力伸展的肌肉，如伸髋肌群（臀大肌）和踝跖屈肌（腓肠肌和比目鱼肌），以及髋外展肌群、踝背屈肌群、核心肌群和上肢肌群（如果存在上肢肌肉受累）。

物理治疗师需要确定哪些力量训练最适合此阶段的孩子。我们在第二章第四节中讨论了不同类型的肌肉收缩；肌力训练可能是向心的、离心的或等长的、等张的，也可能是功能性的，如坐位至站立位转换或上下楼梯。

除了做牵伸运动和强化肌肉力量训练外，还须将训练融入日常生活中。对于小孩子来说，在玩耍时各种姿势转换就可以增强肌力。通常，同一种姿势可以同时实现牵伸和力量训练。力量训练同样适用于年龄较大的儿童和青少年。关于力量训练的详细内容，见于下一节的表 3-4-1 及附录 4。

早期很多研究证实了力量训练的益处。但近期有研究指出，虽然力量训练可以增加肌力但并不一定会改善其功能。推荐特定情景下的力量训练，包括步态训练或其他针对功能性活动的训练。也就是说，力量训练应与实际功能相结合，某些肌肉针对性训练能提高功能状态，因为这些肌肉力量不足会限制儿童或青少年的运动功能。

一旦父母知道哪些关键肌肉需要牵伸和 / 或加强，他们就可以寻找机会将这些活动融入孩子的游戏中。例如，髋内收肌群（大腿内侧肌肉）痉挛通常会伴随着髋外展肌群（大腿外侧肌肉）无力。在操场上或游泳池浅水区进行侧方行走的游戏，可以帮助孩子牵伸髋内收肌群并加强外展肌群。

（二）功能性活动和步态训练

物理治疗师应把更多的精力用于功能性活动的训练，根据孩子的年龄和功能水平，以及孩子与家庭的目标选择特定的活动或任务。

对于年龄很小的孩子，物理治疗师应注重粗大运动的发育，如翻身、腹爬和四点爬。接下来是体位转换，例如坐位 - 站立位转换或在支持下移动（例如，扶着沙发行走）。根据孩子的功能和环境需求，物理治疗师也需教孩子使用代偿性运动[1] 或建议使用矫形器、辅助移动设备[2]，以最大限度地提高孩子的独立能力。对于年龄较大的儿童、青少年和成人，功能性活动应包括如何上下床、体位转移（坐位 - 站立或从一把椅子移动到另一把椅子），以及生活中的移动（行走或使用轮椅）。

步态训练是指物理治疗师用来提高步行能力的一种干预措施。与功能性活动一样，物理治疗师可能会建议使用矫形器

---

[1]　一个关于上下楼梯的例子："正常"或首选动作是将一只脚放在一个台阶上（一步一步上）。但是，如果孩子在学校无法安全地使用此模式独立上下楼梯，则可以教他们将双脚放在同一个台阶上，这是一种代偿模式，允许孩子使用肌力更强的一侧下肢。步行的例子：孩子可以在不使用助行器的情况下在家中短距离行走，但在不熟悉或拥挤的环境中，他们可能需要助行器以更稳定和更安全的行走。此外，他们的步行模式可能更顺畅（更流畅）。他们可能在没有助行器的情况下表现出更多的代偿性运动模式（偏差）。

[2]　也称辅助设备、行走辅助设备、移动辅助设备或步态辅助设备，可提供不同程度的支持。根据这些设备所提供的支持程度从小到大排序为：

- 手杖
- 腋杖
- 反转式助行器
- 步态训练架（一种比助行器更具支撑性但比轮椅支撑性差的设备）
- 轮椅

其中手杖可以是单脚或三脚手杖。如果平衡力差，使用三脚手杖可以提供较多支撑；四脚手杖则可以提供更大的支撑；可以选择使用单侧或双侧的手杖或腋杖；轮椅可以是徒手驱动或者电力驱动的。

或辅助移动设备,以最大程度提高孩子的独立能力。

步态训练是一个逐渐转变过程,最初可能需要提供较多帮助的辅具,逐渐过渡到提供少量帮助的辅具。步行训练中可逐渐增加步行距离并练习在不同环境中行走。手术后或基于特殊环境需求(例如,在高中或大学校园的课间活动),可能需要使用支持性更强的辅助设备和矫形器,以减轻疲劳、疼痛和跌倒的风险。物理治疗师(与多学科团队成员合作)可以针对日常生活中使用的辅具给患者提供指导。虽然在独立行走和使用辅具、矫形器之间取得平衡很难,但使用辅具可以更好地参与日常生活活动。

特定步态训练包括步行器训练、减重支持步行训练,以及各种形式的辅助,甚至步行机器人训练。干预的重点是通过大量的重复练习,纠正错误的步行模式,逐渐减少辅助支持,并在不同环境中进行练习。研究表明,步行训练器可以改善步态、负重和功能性行走。

（三）电刺激,通常需结合功能训练

神经肌肉电刺激(NMES,也称为电刺激,ES)是指对运动控制不良或无力的肌肉进行电刺激,以产生收缩。神经肌肉电刺激是使用电流来刺激神经并使肌肉收缩。功能性电刺激(FES)是神经肌肉电刺激的一个亚型,电刺激设备通过有线或无线连接放在相应肌肉上的电极片,通过传输电流电刺激使肌肉收缩以获得功能性运动。

电刺激可用于功能性运动和肌力训练。也可以用在步态训练期间(例如,在摆动阶段刺激踝背屈肌)。有研究证据支持功能性电刺激在痉挛型脑瘫治疗中有效。

二、作业治疗

作业治疗师通过日常活动(作业)的治疗,帮助患者更好地参与他们想要和需要做的事情。作业治疗师通过与儿童的互动可以增加孩子的自信心和独立能力。包括以下方式：

（1）通过调整活动内容或改造环境以保证目标的达成。

（2）推荐或提供各种设备（例如，支具、轮椅、洗澡辅助设备）和 / 或技术，以提高生活中的独立能力。

（3）设定奖励任务，以增强、强化活动参与能力和新方法的使用。

作业治疗涵盖的领域包括但不限于：

（1）日常生活能力，如穿衣、进食、梳洗等。

（2）精细运动，如写作、使用剪刀和玩具等。

（3）认知技能，如遵守时间、分步指令、学习新游戏等。

（4）视觉运动和感知技能，如视觉探索世界和环境互动能力。

（5）参与激励性质的日常活动，如游戏、竞技活动、手工艺和职业技能比赛。

作业治疗可以提高儿童和青少年脑瘫患者的功能独立性。随着孩子年龄的增长，特别是对日常活动能力和独立生活能力要求越来越高但却难以完成时，作业治疗师显得越来越重要。

三、言语和语言治疗

言语和语言治疗（speech and language therapy，SLT）师可为有言语、语言和沟通障碍，以及喂养和吞咽困难的儿童、年轻人和成年人提供治疗。

以下关于言语和语言治疗的相关定义：

（1）言语是指准确说出词语正确的发音；包括流利地说话，不犹豫、不拖沓、不重复；用清晰的声音表达，使用正确的音高、音量和语调来表达意义。

（2）语言是指理解人们所说的话；还包括用词造句，用较长的口语，建立对话。这些技能包括正确处理信息，按正确的顺序排列单词以表达相应的意思。

（3）沟通是指我们如何与他人互动，比如能够与人交谈，轮流交谈，以及根据情况改变语言。它包括非语言交流，如眼神、手势和面部表情等交流。沟通还涉及能够分析他人的观点、意图和更深层的意思。

言语和语言治疗师接受过上述技能的培训。像物理治疗和作业治疗之间的工作存在重叠一样，作业治疗和言语和语言治疗也有重叠。举个例子，如执行功能，执行功能被定义为"一套帮助你计划和完成任务的高级技能"。这是一个高级的言语和认知整合过程，涉及言语、认知领域大脑网络的构建，将大脑各种功能有机地结合到一起。

> Tommy 存在语言发育迟缓，因此在很小的时候就开始接受语言治疗。相对于他的年龄，Tommy 的表达能力偏差且词汇量非常有限（我仍然保留着他早期的说话记录）。
>
> Tommy 的言语和语言治疗训练从纠正各种异常语音开始。13 岁时，他在一个大型国家科学竞赛中获得了最佳科学传播者奖。语言对 Tommy 来说确实非常重要。十几岁时，他写了一篇博客并因此获奖。高中毕业后，他进入纽约大学，在 2017 年以优异成绩获得新闻学学士学位，并同时荣获 David James Burrell 奖。那些见过 Tommy 本人的人，在发现他语言发育异常后都感到非常惊讶。
>
> Tommy 的成绩与早期语言治疗密切相关。他的治疗师很早就将他转介给多学科团队接受全面治疗。这也是我们与该团队长期合作的开始。

四、提供治疗服务

鉴于治疗服务种类很多且时有变化，我在这里只提一些常用的治疗方式。痉挛型双瘫等致残性疾病并不一定需要终身不间断的物理治疗（或其他疗法）。所谓不间断的物理治疗可以理解为"每周一次"的模式。

这里介绍关于儿童医疗机构物理治疗和作业治疗服务频率的指南。该指南基于：

（1）患儿应从治疗中获益并有参与治疗的能力；

（2）父母有参与治疗以及在家庭和社区中开展治疗的能力；

（3）要考虑家庭可实施的能力（时间因素、交通因素、经济因素等）。

制定了四种治疗频率：

（1）强化治疗：适用于处于获得能力的关键时期或功能正在减退时期的儿童。每周三次以上。

（2）每周或每个月两次治疗：适用于进步较快的儿童。频率从每周两次到每个月两次不等。

（3）周期性治疗：适用于进展缓慢但需要治疗师定期评估家庭康复计划并进行调整的儿童，每个月一次或更少。

（4）咨询服务：孩子不再进行常规康复治疗，必要时可提供咨询服务。

医疗照护事件（episode of care，EOC）模式用于提供间断治疗服务。医疗照护事件是指接受一段时间的治疗（即治疗期，按适当的频率）随后进入治疗间歇。大家可能认为脑瘫儿童持续接受康复治疗应是正常的状态，恰恰相反，"间断治疗"才应该是他们正常的生活状态。理想情况下，在一次医疗照护事件后，孩子将所获技能在家里、学校和社区中进一步应用。对于每次医疗照护事件，家长和治疗师共同努力，通常不超过两个长期目标和四个短期目标。图3-3-1显示了童年和青春期可能使用的不同方案，其中穿插着间断治疗。

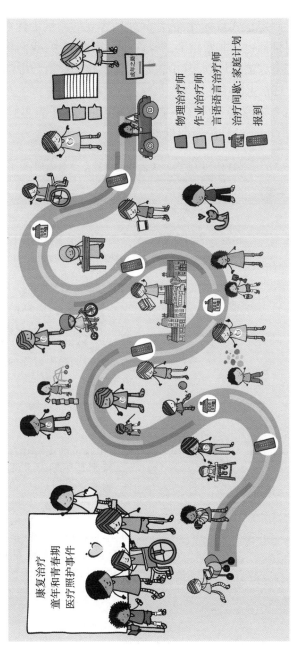

图 3-3-1 童年和青春期康复治疗事件

除了制定正式目标外，治疗师使用客观的测量工具来评估是否达到目标也是非常重要的。在本章第四节中，我们将讨论如何开展家庭治疗计划，其中包括如何将孩子在治疗中学到的知识融入日常生活中。

2012 年有学者开发了一套非常好用的表格（表 3-3-1），巧妙地总结了每个治疗阶段的重点，并作为本节的总结。

表 3-3-1 GMFCS Ⅰ~Ⅲ级一般治疗目标的全生命周期视图

年龄范围	发育重点	治疗重点
新生儿期	适应宫外环境	早期干预，重点是与照护者的互动。在日常的照护中，创造适当的环境和方式与婴儿互动。对于极早产儿，要尽量减少感官刺激，因为早产儿无法忍受一般水平的刺激，例如触摸、噪声、光线等。喂养困难是对刺激不耐受的一种表象
早期（0~8 个月）	自我探索和沟通	随着中线位的发展和自我探索，特别是早期对手部的关注，能够意识到自己、他人和发现自己的身体。我们可以通过不同的声音、面部表情、手势和身体动作、哭声与其早期互动。感受早期床面运动（滚动、旋转）和不同姿势的体验，例如俯卧、坐位

续表

年龄范围	发育重点	治疗重点
8~20 个月	早期床面移动和探索	在床面上移动的方式逐渐丰富，进一步关注他人和环境。开始建立喜欢、不喜欢及因果关系。活动和探索是学习的媒介。通过手势、标志、简单的图片引入早期交流；引导自主进食。此阶段需要监测肌肉骨骼状态，并酌情提供辅助/矫形器
幼儿（20~36 个月）	互动和伙伴	认识到自己不是唯一，需要与他人互动。这时根据需要提供辅助设备，使他们能够站立，参与活动。根据需要继续进行沟通交流、肌肉骨骼的管理（这在生命的各个阶段都是持续的）。 行为：需要像正常发育的孩子一样有边界感
幼儿园（3~5 岁）	适应环境；同龄互动	需要适应集体活动并在需要时参加。需要一个稳定的坐姿；需要发展多种活动方式，例如坐位、站立、移动。如果可能，立位互动对以后站立转移是非常重要的
学龄（6~11 岁）	教室内外的独立活动	教室内外的活动和娱乐时的独立性，结交朋友和让朋友接纳。监测髋关节功能始终非常重要（GMFCS Ⅲ级），特别是在这个阶段，因为坐着的时间会更长，需要更强的能力来跟上团队的步伐。娱乐、体育活动很重要

续表

年龄范围	发育重点	治疗重点
青春期（12岁）	生长加速：移动挑战/决策	过渡到中学是一个重要的阶段，需要进一步发展独立性。出行和长距离的移动可能会极具挑战性，未来也可能继续如此。肌肉骨骼系统在这个时期也非常关键，特别是由于骨骼快速生长而导致的肌肉和关节挛缩问题。因此，积极参与文体活动对身体健康发展至关重要
青春期（12~18岁）	社会参与性；人际关系；职业；保持体力活动	专注于学业成绩和建立有意义的友谊；高等教育；为独立生活做好准备。建立各方面的独立性。社会心理健康："谈话疗法"在此时及以后可能具有重要意义。继续发展文体活动，以保持身心健康。根据需要提供特定的治疗方案
成年	职业；独立；人际关系；"磨损"	从事有意义和有成就感的工作；人际关系；生育。除文体活动外，可能需要对疼痛、关节磨损和一般活动进行特定的有重点的身体监测和干预

　　痉挛型双瘫需要多学科团队共同管理。物理治疗师通常是您最先接触到的治疗人员，他们可能会在孩子童年和青春期定期与您见面。虽然物理治疗师可能会调整工作内容或改变角色，但他们将长时间与您的家人合作，并对您和孩子有深入了解。

如果没有医学背景，抚养患有痉挛型双瘫的孩子将涉及许多新信息和需要学习的事项。此时，治疗师可以提供很多支持和建议。在这里我要感谢多年来为 Tommy 提供治疗服务的专业人士们，在实际操作中他们就像我们家庭成员一样关心我们，不仅仅是为孩子提供了关怀而是以家庭为中心进行全方位地关爱。

前文所提到的，都是有研究证据支持的以目标为导向的功能训练方法。还存在其他的一些治疗方法，但并没有得到证据支持。

其中一个例子便是引导式教育。该疗法将治疗和教育有机结合到一个计划中。"引导师"一词用于指接受过引导式教育培训的治疗师，他们可提供多种治疗方法，像物理治疗、作业治疗和言语治疗。专家建议引导式教育应该使用敏感的评估工具来检测治疗结果（即通过评估来确定治疗是否真正达到预期效果或是否能满足家庭治疗的目标）。

Tommy 在两三岁时接受了引导式教育训练。以下是我们的经验总结：

Tommy 一共进行了 15 个月的训练。每天上午 3 小时和下午 1 小时进行治疗练习及活动。Tommy 整天都要参加实践活动，如吃饭、穿衣、刷牙，以及在操场上玩耍等。这对于一个小孩来说非常紧张和疲劳，但是引导师的陪伴方式很好，她虽然严格但也友善热情。当 Tommy 接受引导式教育时，引导师会留在我们家中陪伴他，并坚持每晚让他按时睡觉并定时起床，在 9 点开始进行训练项目。即使引导师离开了，我们仍然保持这种作息安排直到她再次来访。

引导式教育提供了高强度的训练，这是 20 多年前我们从其他治疗方法中无法获得的。此外，它还提供了一种非常结构化的治疗方法来发展运动功能。虽然当时我们没有为 Tommy

的引导教育设定正式目标,也没有使用工具来评估结果,但可以确定这是一种成功的治疗方法。在 3 岁生日后不久,Tommy开始独立行走(我在写这本书时才意识到比使用 GMFCS 预测要早)。目前,我还没有关于引导式教育使用范围的数据。

当决定尝试引导式教育时,我们是悄悄进行的。因为当时如果采用其他方式治疗,则医疗机构会停止常规治疗。如今医疗机构很开放,父母可以并且应该与医学专家讨论其他治疗方案,并希望给孩子用上最有效的治疗方法。对于考虑其他形式替代常规治疗的父母们,请确保有证据支持其有效性。我们将在第三章第九节中探讨替代和补充性治疗。

第四节　家庭训练计划

精神寓于运动。

Paralympian motto

运动是良药。

Susruta

　　家庭训练计划是指在父母的带领下和治疗师的支持下,在家庭环境中基于目标任务的治疗性训练①。为了对疾病进行全周期的管理,家庭康复非常重要。家庭训练的"成套方案"包括

---

　　①　出于健康原因推荐使用。

以下五个方面：

  （1）治疗师布置的"家庭作业"（与参加治疗相关）；

  （2）佩戴矫形器（规定穿戴时间）；

  （3）牵伸（贯穿整个儿童期和青春期）；

  （4）锻炼和体力活动（贯穿整个儿童期和青春期）；

  （5）姿势管理（贯穿整个儿童期和青春期）。

  每个孩子可能每周仅接受 1 小时的专业治疗，剩下的 167 小时也需要考虑进行干预。正如本书前面提到的，儿童或青少年并不是所有时间都在接受治疗。家庭训练计划中的前两项（由治疗师布置的"家庭作业"和佩戴矫形器）需要在特定时间进行。而后面三项（牵伸、锻炼和体力活动，以及姿势管理）则应贯穿于痉挛型双瘫儿童和青少年的日常生活。

  有专家指出：

  力量练习和健身不应看作为治疗干预措施，而应被视为个人健康生活方式的关键组成部分，这一点对那些日常缺乏运动的人更加重要。治疗师的角色主要是帮助脑瘫患者制定有效的、可持续的治疗方案，将高强度的运动纳入他们的生活，或许还可以训练出特定的能力，增加他们的运动功能。

  本节依次介绍家庭训练计划的每一项内容。虽然分开讨论，但各个内容之间关系密切。

（一）治疗师布置的"家庭作业"

  任何治疗（物理治疗、作业治疗、言语治疗）在治疗过程中只能部分获益，更多的获益来自回归家庭后的反复实践。这就像学习钢琴，真正的进步不是在每周半小时的课程学习中，而是在家中不断地练习揣摩。

  家庭康复训练需要治疗师出具有循证依据的运动处方。

治疗师在父母的支持下指导脑瘫儿童在家里进行训练，这是一种合作关系。在治疗中学到的许多技能必须成为他们日常生活的一部分，这样对他们才能有帮助。就像一旦孩子在学校学会了阅读，这就变成了一种可以在任何情况下使用的技能[①]。在治疗中学习到的技能也是如此。

与治疗师的合作是一种伙伴关系，父母和孩子（或青少年）在治疗过程中是治疗师的合作伙伴。良好的沟通交流会让治疗师更加了解你在家中的各种活动，这是非常重要的。

（二）佩戴矫形器

矫形器可以牵伸肌肉并使无力的肌肉更加稳定。如果有需要，佩戴矫形器是很重要的。关于矫形器的介绍详见第三章第五节。

（三）牵伸

牵伸已经在前面讨论过。治疗师可能会在治疗过程中提供牵伸指导，但这项治疗必须在家里完成。牵伸是痉挛型双瘫儿童和青少年的日常任务之一。

（四）锻炼和体力活动

锻炼和体力活动是痉挛型双瘫儿童及青少年生活中另一个永恒的话题。他们的锻炼和体力活动目标应与健康的同龄人一致。身体残疾并不意味着不需要锻炼和进行体力活动。

为了避免歧义，首先澄清一些术语：

（1）锻炼是有计划的、有组织的、重复的、有意识的运动，旨在改善或保持身体健康。锻炼是一种体育活动，包括跑步、骑自行车或参加体育课等。

（2）体力活动强调的是骨骼肌消耗能量的运动，因此任何活动都是体力活动。体力活动从轻度、中度到剧烈不等。包括：

1）轻度体力活动：慢走。

---

① 只是把阅读作为一种技能的例子。当然孩子们也可以在家里学会阅读。

2）中度体力活动：快走、慢跑、爬楼梯。

3）剧烈体力活动：快速跑步、快速骑行。

由此可见，轻度体力活动时能量消耗最低，剧烈体力活动时能量消耗最高。最近，随着可穿戴监测设备的发展，已经可以做到更科学地测量体力活动能量消耗水平。

痉挛型双瘫儿童和青少年是否参加了足够的体力活动呢？答案是并没有。研究表明，与正常发育的儿童相比，痉挛型双瘫儿童的走路步数明显更少，坐的时间更多。一项更深入的研究发现，随着 GMFCS 水平的升高和年龄的增长，3~12 岁儿童的活动量和强度都有所下降。[①]GMFCS Ⅰ级的受试者随着年龄的增长体力活动下降最明显。

体力活动的减少会对健康造成影响吗？是的。在轻度痉挛型双瘫青少年中，体力活动减少与消耗较多的能量相关。在轻度或中度痉挛型双瘫儿童和青少年中，体力活动与血压升高呈正相关。

锻炼或体育活动对脑瘫儿童和青少年有益处吗？是的。研究发现了一系列的益处，包括健康、身体成分、生活质量和幸福感。专家强调，有必要促进和保持脑瘫儿童的体适能，以改善健康，减少继发性疾病，提高其生活质量。

2016 年有康复团队发布了一套针对脑瘫患者的锻炼和体育活动建议，标题如下：

（1）心肺（有氧）运动；

（2）抗阻（肌肉强化）训练；

（3）每天适当进行中到高强度的活动；

（4）避免久坐不动。

他们的建议参考了世界卫生组织的健康指南。虽然这些建议是最近才发表的，但"运动是良药"的概念早就被提出来。表 3-4-1 详细介绍了这些建议。请注意，运动需要长期进行，至

---

① Ⅰ~Ⅱ级与Ⅲ~Ⅳ级比较

少要坚持 8~16 周才能见到效果。

　　需要注意的是，针对脑瘫患者的运动和体育活动建议并没有年龄限制。研究表明，正常发育的幼儿每天可以走 9 000 步。了解这些建议并尽可能执行对脑瘫儿童非常重要。请记住，任何形式的活动都比静坐不动更有益健康。附录 5 中提供了适用于幼儿的运动和体育活动建议。

表 3-4-1　脑瘫患者力量训练和体力活动建议摘要

锻炼 / 体力活动类型	推荐	解释
心肺（有氧）运动	• 每周 3 次 • >60% 最高心率 * • 每次至少 20 分钟 • 进行有规律、有目的的涉及大肌肉群，连续的、有节奏的运动	是一种让心脏和肺部得到锻炼的运动
抗阻（肌肉强化）训练	每周 2~4 次，非连续性训练	肌肉强化对痉挛型双瘫患者尤为重要，因为肌力不足是这种疾病的一个特征。抗阻训练对所有肌肉都很重要，尤其是抗重力肌：伸髋肌群（臀大肌）和踝跖屈肌（腓肠肌和比目鱼肌）。其他需要考虑的肌肉包括髋关节外展肌、踝关节背屈肌、核心肌肉和上肢肌肉（如果累及上肢）
每天进行中度至高强度活动	每周 ≥5 天，每次 60 分钟	日常生活中常见的活动，比心肺运动强度小，但比轻柔的运动强。走路、上楼梯和做家务都属于这一类

续表

锻炼 / 体力 活动类型	推荐	解释
避免久坐不动	每天坐的时间少于 2 小时，或者每坐 30~60 分钟起来 2 分钟	即使是一个积极运动的人，也可能存在久坐不动的行为。例如，如果一个人坚持中度到高强度体力活动，但其余时间长时间坐着看电视或玩电脑游戏，那么他们就算是虽然积极锻炼身体但仍然久坐不动的人。长时间保持同一姿势（尤其是不良姿势）对任何人都有害处，特别是对于患有痉挛型双瘫的人更是如此

* 峰值心率近似等于 220 减去年龄。例如，在 15 岁时达到顶峰心率为 205（220–15）。60% 的峰值心率约为 120 次 /min（205 × 0.6）

表 3-4-2 列出了一系列适合脑瘫患者的运动。

表 3-4-2 适合脑瘫患者的运动类型

运动类型	优点	缺点	适应 / 建议
有氧健身器材（例如，椭圆机、功率车、卧式自行车）	多数健身房都有。环境限制因素少，容易获取	长时间坐在硬座上会增加压疮的风险。可以使用减压垫来降低风险	如果握力有限，可以使用屈曲手套或肩带辅助
有氧运动	经济。可以在家进行，或作为适应性训练课程的一部分	可能需要更长的时间来掌握一些动作要领	练习可以融入日常训练中。可以咨询是否有满足需求的公共课程

续表

运动类型	优点	缺点	适应／建议
循环训练	负重训练可以与低阻举臂训练、骑车、慢跑等穿插进行		多个部位同时得到锻炼，在不同的肌肉群之间交替进行。每次运动或循环完成后都要休息
自行车／上肢自行车	相对有效的运动形式。可以在家里或健身房使用固定自行车		上肢自行车附件可以在日常轮椅上使用，成本极低
电轮椅运动（例如，硬地滚球、足球）	具有竞技性的团队活动。需要熟练控制轮椅		尽可能多做力所能及的事情，并在此基础上逐步发展
手动轮椅	轮椅运动专项训练。一般情况下几乎可以在任何地方进行轮椅运动（例如，公园、当地的跑道或休闲中心）	如果训练不恰当，肩部受力增加，存在劳损的风险	使用混合日间轮椅或运动轮椅。使用已熟悉的线路来监测进展情况
划船	动用的肌肉群与使用轮椅时的肌肉群相反，是很好的全方位运动方法	由于脚部的固定，这对有些人可能存在安全隐患	可以将固定座椅安装到划船机中（大多数健身房都有），以实现单纯上半身划船运动

续表

运动类型	优点	缺点	适应/建议
跑步	经济。可以在户外的跑道、公路或小道上跑步,也可以在室内的跑步机上跑步	不适合不能保持平衡和协调的人	跑步机启动时一定要系上应急绳
体育/轮椅运动（例如,网球、击剑、冰壶、篮球、足球）	针对某一特定运动的循环训练或专项训练。有竞技性和社会环境参与	需要购买一些额外的设备	可以利用绑带把身体牢固地固定在轮椅上
游泳	良好的循环训练,水可以起到减重作用。温水可以放松肌肉	需要考虑如何从更衣室到泳池旁,特别是使用轮椅的人	浮力背心或浮标可用于支撑受损的四肢。进入游泳池,需先确认游泳池是否有升降机
太极/瑜伽	改善平衡、姿势、灵活性和呼吸模式		舒缓的动作可能有助于提高平衡和协调能力

　　关于年长儿童、青少年、成人的锻炼和体育活动的更详细信息见附录 5。

　　如果你认为痉挛型双瘫患者不可能擅长运动,那么你得改变观念了。

　　残疾运动员包括各种不同类型和程度的残疾人。许多残奥会运动员在游泳、骑自行车和跑步方面都比身体健全的人成绩好。看到残奥运动员创造的纪录几乎与健全人奥运会运动员持平,有的甚至超过,这是鼓舞人心的事情。尽管并不容易,但痉挛型双瘫并不是实现高水平健康和技术的障碍。

（五）姿势管理

姿势管理是痉挛型双瘫儿童和青少年生活的另一个日常任务。"姿势"指的是一个人站立、坐位或卧位时身体保持的位置。良好的姿势适用于每个人,而不仅仅是脑瘫患者。

为了保持良好的姿势,躯干需要有足够的力量来保持平衡。痉挛型双瘫通常会有异常姿势。由于肌肉骨骼发育异常,良好的姿势管理很重要,可以减轻疼痛,减轻肌肉骨骼继发性畸形。表 3-4-3 列出了关于良好姿势体位的建议。

表 3-4-3　坐位、站立和睡眠的理想的体位摆放

良好的姿势	图示
坐姿 ● 双脚平放在地面,髋、膝、踝呈 90°,双上肢置于身体两侧,自然下垂,注意两侧对称（如果脚够不到地面,可以在下面放脚垫,以确保脚是平的,并达到 90°） ● 如有必要,可在两侧提供支撑,以确保躯干笔直和对称。手臂靠近身体,放松 ● 头部与颈部保持平衡（不要前倾或后倾）	
站姿 ● 双脚踏平 ● 膝关节不过伸也不屈曲 ● 腹肌、臀肌收缩 ● 肩胛带略向后缩,保持均匀放松 ● 头部正直,面朝前,避免颈斜 ● 收下颌,双耳与肩中央呈一条直线	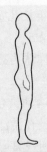

续表

良好的姿势	图示
睡姿 ● 中线对称（即两侧对等） ● 建议仰卧姿势（仰卧） ● 侧卧位时，两腿之间放一个适合高度的枕头有助于避免脊柱侧凸。上方游离上肢下方放置枕头能起到支持作用，保持身体正确力线——通常游离上肢因重力下垂，可能导致脊柱弯凸或在夜间翻至俯卧位	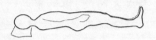

　　良好的锻炼和运动习惯要从小养成。如果父母有这样的习惯，孩子就很容易养成这种习惯。如果孩子在儿童时期有好习惯，他们成年后也更有可能养成好习惯。父母保持的习惯，以及灌输给孩子的习惯，会对孩子成年后的健康产生终身影响。需要注意的是，良好的习惯什么时候开始培养都不算晚。

　　锻炼和体力活动是痉挛型双瘫患者终身家庭治疗计划的一部分。然而，许多人（包括健全人）未达到推荐的运动量。导致痉挛型双瘫患者活动不足的原因有很多，包括父母过度保护孩子（可能担心孩子会受伤）和行动困难等。

　　家庭管理和专业治疗相辅相成。家庭管理指通过各种日常生活活动在家中进行锻炼，即家庭训练，儿童或青少年在父母的帮助和支持下完成。虽然医疗机构内的专业治疗很重要，但只有在大量家庭干预的支持才能发挥作用。通过家庭训练，儿童或青少年可以在很大程度上减少和／或最大程度地减轻继发性损伤。

第二章中讨论了随着儿童成长可能出现肌力与质量比下降这一问题。因此，在青春期的生长高峰期，家庭管理的一个重要方面是降低超重风险和增加肌力。

家庭训练的连续性很重要。虽然中断一天或一周不会有太大问题，但若中断一个月甚至更长时间，则会带来严重后果。特别是对于接受选择性脊神经背根切断术或单次多平面手术等治疗的患者而言，他们需要及时锻炼以增加肌力，即使中断时间很短也可能造成问题。对于痉挛型双瘫患者而言，家庭训练就像刷牙一样是日常生活的常规任务。

第五节　矫　形　器

只要事情能够且必将完成，我们将找到方法。

Abraham Lincoln

矫形器是一种用来固定特定身体部位以调整其结构和功能的装置，通常由轻质、定制成型的塑料或碳纤维制成[1]。

"矫形器"一词来自希腊语"ortho"，意思是"矫正或对齐"。矫形学是涉及矫形器的设计、制造和管理的医学分支，矫形师是该专业的专家。"orthotic"一词有时用于表示装置；"orthosis"是

---

[1] 有时使用碳纤维代替塑料，因为它更轻，并且由于其"弹性"性质，理论上可以回收一些能量。

更专业的术语，但鉴于这两个术语的相似性，两者常可以互换。有时也使用术语"支具（brace）"。矫形器在儿童没有跟腱挛缩或骨扭转时使用效果最好，尽管许多痉挛型双瘫儿童同时有这两种情况。

本节仅讨论下肢矫形器，虽然痉挛型双瘫患者有时也用上肢矫形器，但最常用的还是下肢矫形器。

不同的矫形器具有不同的功能。在痉挛型双瘫中，矫形器治疗的目标包括以下几点（这几点可能互相关联）：

（1）矫正关节的位置与活动。

（2）牵伸肌肉 - 肌腱单元（muscle-tendon unit，MTU），保持其在伸长位以预防挛缩。

（3）辅助行走。

（4）辅助其他功能性活动（例如，可以帮助幼儿从地上站起来）。

（5）延续或增强系列石膏固定的益处。

（6）保护关节。

矫形器的选择需要权衡利弊。最适合行走的矫形器可能并不适合频繁的体位转换。使用矫形器保护或正确调整身体部位可能会降低肌肉力量，甚至可能导致肌肉萎缩或失用。因此，儿童或青少年不能长时间佩戴像静态踝足矫形器这类的辅具，因为保持跖屈肌力（小腿后侧肌群力量）很重要。

配制出合适的矫形器需要多学科团队的合作[1]。随着儿童或青少年的成长，以及他们的身体结构和功能发生变化，对矫形器的需求也会随之变化。

佩戴矫形器时必须穿合脚的鞋子。若鞋子不合脚，不但会造成不适，矫形器也难以发挥应有的作用。在某些情况下，可能需要稍大的鞋子，可以通过系紧鞋带来解决松紧问题。现

---

① 选择和开具矫形器的特定专家可能因国家而异。

在一些运动鞋制造商可以提供特制的运动鞋，以方便矫形器的穿脱。

治疗痉挛型双瘫常用的矫形器包括以下类型：

（1）足部矫形器。

（2）美国加州大学生物力学实验室设计的足部矫形器。

（3）踝上矫形器。

（4）踝足矫形器。

（一）足部矫形器

足部矫形器（foot orthosis，FO）是一种柔软的量身定制的矫形器，可以代替普通的鞋垫。足部矫形器用于支撑、分配压力并帮助保持足部的正确力线，尤其是足跟和足弓。许多不是脑瘫的运动员和老年人也可以使用定制的足部矫形器（图 3-5-1）。

（二）美国加州大学生物力学实验室设计的足部矫形器

美国加州大学生物力学实验室设计的足部矫形器（UCBL）具有与足部矫形器相同的功能：支撑、分配压力并帮助保持足部的正确力线。足部矫形器和 UCBL 之间的区别在于它们的结构：足部矫形器质地柔软，而 UCBL 通常由硬塑制成，可提供更多的支撑。与足部矫形器一样，UCBL 通常代替普通鞋垫，可以放在鞋子里（图 3-5-2）。

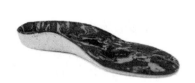

图 3-5-1　足部矫形器

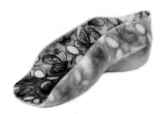

图 3-5-2　UCBL

（三）踝上矫形器

踝上矫形器（supramalleolar orthosis，SMO），其中 "supra"

的意思是"上面"，"malleolar"是指
脚踝。因此踝上矫形器是覆盖脚踝
的矫形器。与足部矫形器和 UCBL
一样，踝上矫形器可以控制足部。
同时踝上矫形器也会控制踝关节，
以增加更多的支撑（图 3-5-3）。

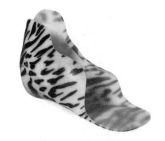

图 3-5-3　踝上矫形器

（四）踝足矫形器

踝足矫形器（ankle-foot orthosis，
AFO）与踝上矫形器的区别在于，踝足矫形器有靴筒，在小腿的
支撑下可最大限度地减少跖屈。

踝足矫形器可以细分为以下几类：

（1）铰链式踝足矫形器；

（2）后片弹性踝足矫形器；

（3）静态踝足矫形器；

（4）地面反作用力踝足矫形器；

（5）动态踝足矫形器。

1. 铰链式踝足矫形器　铰链式踝足矫形器即在踝关节处
有一个铰链，允许背屈，限制跖屈（即铰链为单向活动）。铰链
方便转换体位如下蹲至站立，方便行走甚至爬楼梯。青少年和
成人也可以佩戴铰链式踝足矫形器（图 3-5-4）。

2. 后片弹性踝足矫形器　后片弹性踝足矫形器有一个
小腿靴筒，至踝部逐渐变细，靴筒的绑带有一定的弹性。后
片弹性踝足矫形器限制背屈，不像铰链式踝足矫形器可以
自由背屈。脚踝上面的绑带的宽度和弹性也是可以调节
的，这会让后片弹性踝足矫形器有一定的韧度和背屈角度
（图 3-5-5）。

3. 静态踝足矫形器　静态踝足矫形器质硬，完全限制背
屈，踝关节是固定不动的（图 3-5-6）。

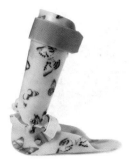

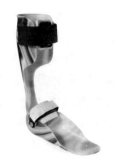

图 3-5-4　铰链式踝足矫形器　　　图 3-5-5　后片弹性踝足矫形器

4. 地面反作用力踝足矫形器　地面反作用力踝足矫形器的前部有一个外壳，因此需从踝足矫形器的背面（后部入口）进入。地面反作用力踝足矫形器不仅能像静态踝足矫形器一样控制脚踝，而且前壳部分可以提供额外的支撑，"推动"膝关节向后伸展。前壳比静态踝足矫形器的弹性绑带限制性更强（图 3-5-7）。

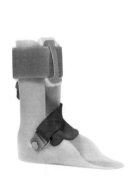

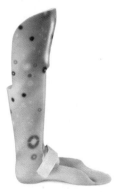

图 3-5-6　静态踝足矫形器　　　图 3-5-7　地面反作用力踝足矫形器

这种踝足矫形器的正常功能取决于佩戴者没有屈膝挛缩或胫骨扭转畸形。当出现屈膝时，由于膝关节不能向后推，地面反作用力部分就不能起作用。由于杠杆臂功能障碍，胫骨中的扭曲（扭转）也会降低地面反作用力的有效性。

5. 动态踝足矫形器　动态踝足矫形器是一个由轻质塑料制成的矫形器，在运动时应用较多。

以上是痉挛型双瘫最常用的矫形器种类。此外，也可以使用其他类型的矫形器。

在本书第二章第五节中已介绍了步态相关知识，以下是矫形器如何助行的一些示例：

（1）为足提供硬接触面和助力杠杆。

（2）抑制踝跖屈，防止尖足（马蹄步态）。

（3）抑制踝跖屈，防止步行摆动相足下垂，避免脚趾蹭地。

（4）限制背屈有助于踝跖屈 / 膝关节伸展（图 2-9-2）。在步态周期的站立相抑制背屈（胫骨向足移动），在地面反作用力下可以保持膝关节伸展。既往研究认为 GRAFOs 改善跖屈有助于膝关节伸展最明显。然而，最近的一项研究发现静态踝足矫形器和 GRAFOs 在矫正蹲伏步态方面同样有效。

总的来说，有充分的证据支持使用矫形器有效。有团队经过深入研究得出如下结论：使用相应类型的踝足矫形器能改善痉挛型脑瘫儿童的步态和减少能量消耗。

如果想让孩子坚持佩戴矫形器，那么它必须舒适，不能出现任何不适，例如摩擦伤或水疱。如果您发现了任何问题，即使是很小的问题，也要尽快地说出来。

矫形器还需要有让孩子可接受的外观，如提供多种颜色的选择。孩子可能不喜欢佩戴矫形器，但因为有必要，否则不会（也不应该）开具矫形器，因此他们还是需要佩戴。就像孩子可能不喜欢被安全带绑在汽车座椅上一样，但我们仍然会给他们系安全带。对于矫形器我们需要同样想法对待，因为从长远来看，矫形器对孩子是有利的，因此我们必要时需"软硬兼施"。

庆幸的是，Tommy 没有拒绝佩戴矫形器。多年来，他穿过不同型号的矫形器，包括足部矫形器、UCBL、踝上矫形器，以及铰链式和静态踝足矫形器。他能够从矫形器不同的颜色和设计中进行适当选择。

关于矫形器我们唯一一次遇到问题是 Tommy 上大学的时候。我们准备好了所需物品，包括新购买的静态踝足矫形器。矫形器他去上大学前几天送到了，虽然以前他用新的矫形器从来没出现过问题，但这次他穿后两只脚底都磨出了水疱。一位护士朋友每天晚上给他包扎消毒，确保他白天可以轻松地走路。去上大学，说实话，我最担心的就是他脚上的水疱。把他送到宿舍后第二天我们就去了学校的医务室。工作人员向他（主要是向我）保证，只要 Tommy 需要随时都可以提供治疗。谢天谢地，后来 Tommy 和他的新矫形器适应得很好，目前 Tommy 只佩戴足部矫形器。

第六节　降低肌张力

优秀的医生治"病"，
伟大的医生治"患病的人"。
Sir William Osler

本书已在第二章第六节中讨论了肌张力异常。简单回顾一下：肌张力是指一个人肌肉的静息张力，存在一个"正常"的肌张力范围。当肌张力超出正常范围时，就认为是"异常的"。所有类型脑瘫均存在肌张力异常，痉挛是痉挛型双瘫中高张力的主要表现，但也可能发生肌张力障碍。痉挛定义为肌张力异常增高或肌肉僵硬，这可能会影响运动功能、言语功能，导致疼痛或其他不适，其他定义强调了该病的速度依赖性。患有肌张力障碍的患者，持续的肌肉收缩会导致扭曲和重复运动或姿势异常。

降低肌张力是早期治疗的重中之重。然而，降低肌张力只是多学科团队对痉挛型双瘫综合治疗的一部分。通常与其他治疗一起进行，例如物理治疗、作业治疗、系列石膏和矫形器。当降低肌张力与其他治疗一起干预时，每种治疗方法的效果可能会被放大，综合康复治疗要比任何一种单独的治疗方法更有效。

减轻痉挛不仅有助于降低高肌张力对骨骼生长的影响，还有助于减轻肌肉僵硬并增加关节活动范围，从而增加关节活动度。它有助于增强运动控制、平衡和其他功能，还可以提高佩戴矫形器的耐受性。

表3-6-1列出了痉挛型双瘫常用的五种降低肌张力的治疗方法。

表3-6-1　降低肌张力的治疗方法

治疗方法	全身性或局灶性	可逆与否
口服药物	全身性	可逆
肉毒毒素（BoNT-A）注射	局灶性：肌内注射	可逆
苯酚注射液	局灶性：注射于控制肌肉的神经	可逆
鞘内注射巴氯芬（ITB）	全身性	可逆
选择性脊神经后根切断术（SDR）	全身性	不可逆

注：全身性＝治疗影响身体的大部分区域；局灶性＝治疗对局部区域（例如，单个肌肉）有影响；可逆＝治疗效果不是永久性的。

许多医疗中心会有专门的团队评估痉挛状态，因痉挛对于脑瘫既复杂又重要。来自物理医学和康复学、骨科和神经外科等多个学科的团队成员会一起评估孩子，而不是单独评估，并就最佳的抗痉挛治疗方法达成共识。评估包括步态分析和功能性评估等，其他可能还包括神经病学和发育儿科学等专业评估。

不同的医疗机构对降低肌张力的治疗方案不尽相同。例如，选择性脊神经后根切断术的选择标准（适合治疗的患者）和方案（实际治疗方式）在不同机构会有差异。这就是为什么选择性脊神经后根切断术没有指南性的适应证[①]（事实上，所有的痉挛型双瘫的治疗都是这样）。

与其他治疗方法一样，进行肌张力降低治疗时需要明确治疗目标并评估治疗后的效果。由于孩子必须重新适应他们放松的肌肉，因此在最初阶段可能会感到无力或功能丧失。虽然这种方法在儿童早期使用较多，但也可以持续到青春期和成年期。

现在介绍更详细的降低肌张力的方法。

（一）口服药物

口服药物治疗的目标是降低全身的张力。医生可能会开几种口服药物来减少痉挛，包括：

（1）巴氯芬；

（2）地西泮；

（3）丹曲林钠；

（4）替扎尼定。

这些药物作用于身体的不同部位，对肌肉、大脑或脊髓有不同的影响。它们在不同的国家可能有不同的品牌名称。口服药物治疗的难点在于如何减轻副作用，且使其更加有效。口

[①] Grunt 及其团队（2014）建议国际会议应制定更统一的共识指南。

服药物有时也与局灶性痉挛减轻措施如肉毒毒素（BoNT-A）联合使用,有时也可以用于减轻肌肉的紧张,特别是在骨科手术后。

目前有证据支持使用地西泮降低痉挛,但建议无论是使用丹曲林、口服巴氯芬或替扎尼定哪种药,都需要有一个敏感的评价指标来监测肌张力的变化。[①] 医生必须权衡每种药物的风险 -获益比,以及患者的病史、存在的问题和需求。

（二）A 型肉毒毒素注射

A 型肉毒毒素（botulinum neurotoxin type A, BoNT-A）是一种直接注射到肌肉中的药物,并通过抑制神经 - 肌肉接头（神经与肌肉相接的地方）一种叫做乙酰胆碱的化学物质的释放来起作用。肉毒毒素[②] 由肉毒杆菌（一种致命细菌,毒性非常强）分泌。然而,作为一种药物,用的剂量是非常少的,此药也用于美容行业。肉毒毒素从 A~G 共有 7 种不同血清型,其中 A 型最常用。

BoNT-A 的效果随着时间的推移而逐渐减弱。在几个月后,神经末梢恢复释放乙酰胆碱的能力,因此治疗效果不是永久性的。BoNT-A 在注射后约 3~7 天开始显效,持续约 3~6 个月。如果需要 BoNT-A 治疗应尽早开始（1~3 岁）,每 6~12 个月注射一次,可持续数年。BoNT-A 也可用于减轻肌肉痉挛。

在一次治疗中可以注射多块肌肉。根据年龄和 / 或注射的肌肉数量,可能需要麻醉。因为一次可以安全给予的BoNT-A 的总剂量是有限的,所以一次可注射的肌肉数量是有限的。不同的机构可能使用不同的 BoNT-A 方案（例如注射剂量和频率的差异）。通常情况下,不需要因注射肉毒毒素而住院。

---

① 适当评估治疗是否真正达到其预期目的并满足家庭目标。
② 神经毒素是一种作用于神经系统的有毒物质。

与其他注射药物一样，针刺皮肤和药物输注可能会有一些疼痛。不同的机构使用不同的方法来处理疼痛，可以通过包括分散注意力、药物、一氧化二氮或全身麻醉等方法。有些孩子可能会因多次注射而感到害怕和焦虑。偶尔有 BoNT-A 治疗后出现暂时性尿失禁的报道。肉毒素注射还有一个不好的地方就是重复注射可能会使效果减弱，甚至可能完全无效。

总的来说，目前有强有力的证据支持 BoNT-A 的治疗效果。研究发现，与单独使用 BoNT-A 治疗相比，BoNT-A 联合康复训练可较好地减轻痉挛、提高肌力和实现功能目标。

虽然 BoNT-A 被认为是一种可逆的减少痉挛的治疗方法，但人们担心是否会存在远期不良影响，如肌肉无力、肌肉萎缩（失用）、肌肉结构改变和骨质疏松等。有团队提出，需要从动物实验和长期随访的临床研究中获得更多信息，以充分评估 BoNT-A 的益处和风险。

（三）苯酚注射液

苯酚是另一种通过注射给药降低肌张力的药物。在 BoNT-A 用于降低肌张力之前，苯酚治疗痉挛已有数几十年之久。苯酚直接注射到运动神经中，[①] 引起相应化学变化，阻止神经向肌肉发送冲动（请注意，苯酚被注射到神经中，而 BoNT-A 被注射到肌肉中）。苯酚治疗通常在全麻下进行，因为在注射过程中需要患者尽量保持不动，全麻同时也能减轻患者疼痛。通常在一次治疗中注射 2~4 个肌群。

---

①　运动神经将信号从脊髓发送到肌肉。感觉神经将信号（关于温度、疼痛、触觉等）从身体的各个部位发送到脊髓。

苯酚治疗的罕见副作用是注射到感觉神经,[①] 导致患者感到烧灼感和 / 或触觉超敏,一般症状会持续数周。如果发生这种情况可以继续给药,通常不需要住院治疗。

苯酚的作用可持续 3~12 个月。重复注射可出现累积效应,这意味着效果可能持续 1 年以上。因为苯酚作用于神经,而 BoNT-A 作用于神经 - 肌肉接头,所以苯酚可能比 BoNT-A 作用更加广泛。

苯酚注射在世界各地使用并不均衡。由于多种原因,包括 BoNT-A 的出现,苯酚用得越来越少。但有时与 BoNT-A 联合使用,因为联合使用可以在两种药物推荐剂量的情况下同时治疗更多的肌肉。但目前尚无关于苯酚在脑性瘫痪中应用的研究。这是一个缺乏研究证据,但临床效果支持其使用治疗的例子。

(四)鞘内注射巴氯芬

鞘内注射巴氯芬(intrathecal baclofen therapy,ITB)是将巴氯芬注射到椎管,进入蛛网膜下腔以到达脑脊液发挥药物作用的一种方法。以下是对每个术语的说明:

(1)鞘内:药物无须通过血脑屏障直接注入蛛网膜下腔,从而使药物弥散在脑脊液中。

(2)巴氯芬:药物名称。鞘内注射时,巴氯芬储存在输药泵里并直接输送到鞘内区域的脑脊液。植入鞘内注射巴氯芬泵是一种神经外科手术。泵内注满巴氯芬,并置于腹部皮下,由一个细软有弹性导管直达腰背部。外科医生将导管的前端固定在鞘内,通过导管将巴氯芬直接输送到脑脊液。泵可被编程为在一天内匀速缓慢释放巴氯芬,也可以被编程为在一天中的不同时间释放不同剂量的药物,通过编程可以满足患者的个体

---

① 这是苯酚没有用于更多肌肉群的原因之一。它只能用于只具有运动功能的神经(在感觉神经根分离后)。

需求。

将巴氯芬直接输注到脑脊液中意味着该药物可以不通过血脑屏障，这样所用剂量会比其他方式应用剂量小得多。这有助于减轻患者在口服巴氯芬时产生明显的副作用，包括头晕和嗜睡等。

鞘内注射巴氯芬是一种有效减轻痉挛和降低肌张力的治疗方法，降低下肢张力比上肢的效果好。

植入鞘内注射巴氯芬泵通常需要住院 5~7 天。患者需要在泵植入后平躺 3 天，之后 6~8 周内佩戴腹部束缚带，以支撑泵并防止局部肿胀。泵需要大约每 3~4 个月重新填充一次巴氯芬。由于泵的电池寿命有限，一般在 7 年后通过手术拆卸并更换电池。

总的来说，有证据支持鞘内注射巴氯芬用于脑瘫治疗。然而，需要注意的是，大多数关于鞘内注射巴氯芬的研究仅限于降低肌张力，关于改善功能或提高生活质量的结果研究的数据很少。

（五）选择性脊神经后根切断术

选择性脊神经后根切断术（selective dorsal rhizotomy procedure，SDR）是一种神经外科手术，通过选择性地切断脊髓感觉神经根[1] 来减轻痉挛。选择性脊神经后根切断术虽然可减轻痉挛，但不能减轻其他原因引起的肌张力增高。选择性脊神经后根切断术是不可逆的降低肌张力的治疗方法。以下是每个术语的说明：

（1）选择性：是有选择性地切断某些神经根。

（2）后根（背侧）：指感觉神经根。感觉神经根又被称为"背侧"，因为它们位于身体的后部。运动神经根被称为"腹侧"，因为在前方。

---

[1]　可以把神经根想象成树根，再进一步细分为更小的细根。

（3）切断术：即切断、离断。

总而言之，"选择性脊神经后根切断术"意味着某些背神经根被切断。

选择性脊神经后根切断术有两个水平面的离断方法，马尾部和圆锥部。选择哪个水平面离断与医生的判断和患者疾病本身有关。马尾离断术是最常用的方法。

选择性脊神经后根切断术涉及切除脊椎骨的后部（椎板）以进入脊髓，这称为椎板切除术。在手术过程中，感觉（背侧）神经根被解剖成细根。对细根进行单独电刺激，以确定它们是否触发正常或异常（痉挛）反应。如果细根触发异常反应，就会被切断；如果没有，则会被保留下来。不同的机构所切断的细根百分比有不同。在吉列，在选择性脊神经后根切断术期间切割的细根的百分比低于文献中通常报道的百分比。切断的细根数量越多，就越不具有"选择性"，副作用也就越多。

与其他治疗方法一样，选择性脊神经后根切断术并不适合每个孩子，选择标准因医疗机构不同而不同，"理想"候选者的特征包括：[①]

（1）年龄 4~7 岁。

（2）GMFCS Ⅰ~Ⅲ级。

（3）由于痉挛（而不是肌张力障碍）导致功能受限。

（4）妊娠期异常或者有异常出生史如早产、缺氧窒息等高危因素。

（5）通过神经影像学检查确诊脑室周围白质软化（参见第二章第二节）。

（6）步态能耗过高。

（7）有一定的肌力，通常认为下肢力量可以达到抗重力

———————

① 主要基于南非神经外科医生 Warwick Peacock 的工作，他在 20 世纪 80 年代和 90 年代重新普及和完善了 SDR。

伸展。

（8）髋部和膝部控制良好。这需要患者有足够的力量和运动控制能力来控制关节运动（而不是以整体无分离的动作模式移动）。儿童不依赖于增高的肌张力来保持稳定或运动。

（9）良好的康复治疗依从性。

符合上述所有标准的儿童很少见，因此需要通过医生判断来确定这些儿童是否需要进行选择性脊神经后根切断术。理想年龄段为 4~7 岁，因为此年龄段步态相对稳定，孩子可能在学习新的运动模式中痉挛会进一步降低，跟腱继发性挛缩发生概率也较小；此外，4~7 岁的儿童已能够配合评估和康复训练计划。

不推荐肌张力障碍为主、痉挛不明显、跟腱挛缩（通常见于年龄较大的儿童和青少年）、肌力低下和运动控制不良的儿童行选择性脊神经后根切断术。虽然选择性脊神经后根切断术在儿童时期最有效，但有时也可用于青少年和成人。

步态分析对于评估选择性脊神经后根切断术是否适合，以及评估手术后的效果非常重要。将在第七节中讨论步态分析。

选择性脊神经后根切断术只能减轻痉挛，术前存在的继发性畸形，包括肌肉挛缩和骨骼畸形，术后仍将存在，但这些畸形可以通过矫形外科手术治疗。选择性脊神经后根切断术用于降低肌张力，矫形外科手术是为了矫正骨骼和肌肉挛缩，目的是不同的。需要注意的是，作为降低肌张力的手术，选择性脊神经后根切断术和鞘内注射巴氯芬都不否定矫形外科手术的必要性——它们彼此互补。然而，通过手术或者其他方法降低肌张力可以使矫形外科手术更多地关注于骨骼的重建，而不是肌腱的延长。

与任何治疗方法一样，事先设定目标并能够正确评估结果是至关重要的。

选择性脊神经后根切断术是一个大的手术，术后及时康复非常重要，只有这样手术效果才会好。正如各医疗机构的治疗方法存在差异一样，不同的机构在选择性脊神经后根切断术术后也有不同的康复方案。对选择性脊神经后根切断术术后康复方案的回顾分析发现，患者在术后数天开始接受持续约 1 年的强化物理治疗训练，住院时间从 6 天到 6 周不等可获得较好的效果。

例如在吉列诊所，康复治疗在术后第 3 天开始，通常需要住院 4~6 周。住院而不是门诊治疗的好处在于，住院患者每天可接受 2 次治疗（必要时进行作业治疗和其他治疗），并专注于术后早期康复。无论是住院患者还是门诊患者，目的都是达到术后恢复最佳所需的训练强度，以最大程度地提高功能状态。附录 6 详细说明了吉列诊所的选择性脊神经后根切断术恢复后的计划。无论在哪里进行选择性脊神经后根切断术，一般都提供关于康复计划的详细说明。

总的来说，短期和长期研究（术后 26 年）都有充分的证据支持选择性脊神经后根切断术，可以改善痉挛、步态和功能。长期随访表明，超过一半的患者在随访期间接受了矫形外科手术。在他们的长期随访研究（术后 10~17 年）中，与选择性脊神经后根切断术患者相比，非选择性脊神经后根切断术患者接受的矫形外科手术和抗痉挛注射比例明显更多。

结论

没有任何一种治疗方法可以满足每个孩子的需求，这就是为什么存在一系列降低肌张力的治疗方法。降低肌张力以控制痉挛状态和 / 或肌张力障碍，这种需求是高度个体化的，是量身定制的。应用哪种治疗方法取决于多种因素，包括年龄、GMFCS 水平和肌张力类型。个别孩子在成长过程中可能会接受不同的治疗。例如，他们可能从 BoNT-A 开始，然后在后期接受选择性脊神经后根切断术，此时他们的粗大运动功能更成熟，康复配合度更高。一些降低肌张力的治疗方法（如选择性脊神经后根切断术和鞘内注射巴氯芬）仅可在专科医院进行。为了能够为每个孩子选择最合适的治疗方法，可能需要就诊于专科医院，以弥补当地有限的治疗方法。虽然降低肌张力的方法在儿童早期应用最多，但也可以持续到青春期和成年期。

　　这就是目前关于降低肌张力治疗的方法。与痉挛型双瘫管理和治疗所涉及的其他领域一样，会随着更多研究的出现，最佳实践可能会随之发生变化。

　　Tommy 小时候注射过两三次 BoNT-A，注射后我们没有发现大的变化。BoNT-A 是当时仅有的降低肌张力的方法，而我不清楚如何更好地利用注射后的时间窗进行训练。遗憾的是在我得知选择性脊神经后根切断术时，Tommy 已经 9 岁了，这时他已经错过了本来可以是首选的治疗方法。在更小的年龄，他已经达到了选择性脊神经后根切断术的"理想"适应证。但到 9 岁时，他已经需要通过矫形外科手术来解决肌肉和骨骼问题。选择性脊神经后根切断术是否可以在大年龄患者中进行，这可能是未来一个值得探讨的问题，但迄今为止，成人选择性脊神经后根切断术结局研究很少。

第七节　矫 形 手 术

> 磨难会让我们变得坚强。
> Ralph Waldo Emerson

　　在处理痉挛型双瘫儿童的肌肉骨骼问题上，有两个非常重要的时间节点：第一个时间节点是在儿童早期，在这个时期降低肌张力非常重要（可结合其他治疗方式，如物理治疗和佩戴矫形器）；第二个时间点是在儿童晚期（大约 8~12 岁），此时可能需要进行矫形手术来解决肌肉骨骼问题引起的继发性畸形。

　　矫形手术可推迟至患儿运动模式成熟后再进行，在这一阶段，肌张力降低所带来的好处已经基本实现。推迟矫形手术的另一个重要原因是可以避免一些早期手术中不可预测的结果。当肌肉和骨骼畸形（继发性畸形）对步态及功能产生显著不利影响，且无法再通过保守方法治疗时，则有必要在此时进行矫形手术。GMFCS Ⅲ级的患儿受累程度更重，相较于 GMFCS Ⅰ级和Ⅱ级的患儿，通常需要提前进行矫形手术。

　　单次多平面手术（single event multilevel surgery，SEMLS）是指在一次手术中对下肢进行多个矫形手术。外科医生在一次手术中纠正所有的骨骼和肌肉畸形，可以避免患儿多次入院、重复麻醉及恢复。单次多平面手术目前被认为是针对脑瘫的最佳矫形手术方式。

本节将介绍以下内容：

（1）步态分析；

（2）单次多平面手术；

（3）通过研究和结局测量改变治疗模式；

（4）我们对单次多平面手术的一些经验。

（一）步态分析

痉挛型双瘫的单次多平面手术需要在步态分析的指导下进行。步态分析是一种评估工具，是利用高清摄像技术分析一个人的行走模式以及与典型步态偏移的程度，为实现个性化治疗（即为每个儿童量身定制治疗方案）提供信息。两名痉挛型双瘫儿童的行走方式可能相似，但其背后的机制不尽相同。通过分析这些机制，我们可以为每个儿童或青少年量身定制治疗方案。这就是为什么在单次多平面手术之前要进行步态分析。

以下是进行步态分析的两个主要原因：

首先，作为一种测量工具[1]，步态分析可以识别出患者的步态偏离，并创建一个问题清单。根据以上数据，可以设计出符合家庭和外科医生目标的治疗方案。这是医学领域中数据驱动决策的一个例子。

其次，步态分析可以帮助评估治疗的有效性。简而言之，就是评估治疗效果。这也是对决策制定过程的一个批判性评价。

步态分析是一个复杂的过程，需要运用多种技术。不同机构在进行步态分析[2]时，其精确要素可能略有差异。完整的步

---

[1]　步态分析是一种使用多种测量方法，对步态的多个结果变量进行评价。

[2]　当我提及"步态分析"时，指的是 3D 计算机化运动分析，并不是指步态观察或者用更简单的技术进行步态分析。

态分析主要包含以下要素 [①]：

（1）病史。

（2）X 线检查。

（3）父母填写的功能问卷。

（4）二维视频。

（5）标准化的体格检查（评估骨骼力线及软组织问题）。

（6）三维计算机运动分析（3D 计算机运动分析）[②]：

1）运动学：三维运动测量（运动）；

2）动力学：引发运动的力及其机制的三维测量。

（7）肌电图（EMG）：测量肌肉活动。

（8）足底压力测试：测量足底的压力分布。

（9）能量消耗：测量行走过程中消耗的能量。

3D 计算机运动分析是步态分析的关键部分，它同时在三个平面上进行步态测量（因此有了"3D"这个术语），这三个平面分别是：

（1）前后观：即冠状面。

（2）侧面观：即矢状面。

（3）上下观：即横断面。

步态偏离清单是由以上所列出的步态分析要素导出的。这些信息来源非常重要，因为它们能够描绘个体步态问题的完整画面。每个来源都提供了关键而独特的信息。通过组合不同来源的数据，可以更好地解释研究结果和 / 或补充其他来源的数据。此外，将脑瘫患者与一组具有正常步态的人群进行比较是非常有用的方法，可以揭示患者的步态与正常步态之间的偏

---

①　除了用于正式的步态分析外，其中一些要素有时也用于痉挛型双瘫的治疗。

②　3D 计算机运动分析是一个更广泛的术语，因为它包括其他形式的运动，如上半身运动，而步态只是运动的一种形式。在实际应用时，"3D 计算机运动分析"和"3D 计算机步态分析"可以互换使用。

离程度，以及找到首要受累的关节。

收集完所有步态分析数据后，应交由专业团队进行解读。该团队可能包括医生、物理治疗师和工程师。他们会根据步态分析数据确定步态偏离，并创建问题清单，以此设计治疗方案。需要注意的是，步态分析只提供数据，对这些数据的解读（即确定步态偏离、问题列表和治疗方案）需由专业团队完成。患者家属通常会与医生安排另一次会面，以讨论步态分析的结果。

> 我鼓励所有患者及其父母获取一份步态分析报告并认真阅读。虽然这份报告可能不好理解，但本书中的解释可以帮助您更好地了解它。在制定治疗计划前，步态分析非常重要。患儿及其父母和专业医生一样都是治疗计划的共同决策者，因此在制定治疗方案时，他们需要充分了解步态分析报告，并协助医生共同制订方案。

治疗后复查步态分析可以评估干预效果。这种闭环的管理方式（制订计划、实施治疗、定期评估）能客观地评估决策和治疗（数据解读、治疗计划、SEMLS、步态分析、康复）的有效性，因此对每一位患者都是大有裨益的。此外，从长远的角度看，闭环的方式还可以帮助医疗机构持续改进其治疗水准。例如，步态分析可用于评估接受特定手术的儿童群体的效果，并在手术后数年内多次进行复查，从而评估该手术的长期效果。这些评估结果除了可用于指导当前医疗机构的临床实践，还可以通过共享学习和研究成果在国内甚至国际层面上优化治疗方法。

不同的医疗机构对何时进行步态分析有不同的考虑。一般情况下，若患者的功能达到平台期，即之前的治疗不再有效时，则可以考虑进行步态分析。不同的医疗机构建议进行步态分析的年龄也各不相同,通常会建议儿童满 3 岁后进行步态分析;由于 3 岁前年龄太小可能会配合困难。即便是年龄稍大一点的儿童,配合能力也是一个需要重点考虑的因素。目前,步态分析最常用于 GMFCS Ⅰ~Ⅳ 级痉挛型双瘫儿童和青少年。

（二）单次多平面手术

一次单次多平面手术中实施的手术数量各不相同,通常为 8~16 次(一次手术是指对肌肉或骨骼的一次治疗。例如,腓肠肌延长术是一种手术,如果在双侧小腿进行,就算作两次手术;单腿进行股骨扭转术是一种手术,在双腿进行则算作两次手术）。在患者和家属看来,整体手术的数量似乎有点多,但这样做的目的是在一场手术中纠正所有的继发性畸形。在步态分析普及之前,脑瘫患儿通常每年都要进行矫形手术及术后的强化康复训练。英国的一位矫形外科医生创造了“生日综合征”（birthday syndrome）一词,用于指代这种矫形手术:即孩子每年做一次手术,其余时间则是恢复期。值得庆幸的是,在那之后,脑瘫患者的矫形手术得到了巨大的发展。

我们知道,许多肌肉横跨不止一个关节。因此,对踝进行手术可能会影响到膝关节,而对膝关节进行手术则可能会对髋部和足部产生影响。这也是为什么单次多平面手术能够替代“生日综合征”手术的另一原因。

单次多平面手术的总体目标是长远改善或维持步态,次要目标可能包括改善步态效率[①]、体态、粗大运动功能、独立性和生活质量。提高步态效率意味着患者在行走时不容易疲劳。改

---

① 步态效率可以通过步行过程中消耗的能量来量化。把步行过程中的能量消耗,想象成汽车的燃料效率:一辆更高效的汽车在行驶一定距离时会消耗更少的燃料。

善步行时的体态和外观对建立患者的自尊心，尤其在青少年时期，具有重大意义。

单次多平面手术团队通常由两名经验丰富的外科医生及两名助手组成。拥有两个手术团队意味着一个团队在一侧下肢进行手术时，另一团队可在对侧下肢进行手术，可以最大程度减少患者的麻醉时间。单次多平面手术后，患者通常需要住院4~5 天左右。

与所有治疗方法一样，目标设定是单次多平面手术的重要组成部分。外科医生同患者家庭（父母和儿童或青少年）的期望及目标必须一致。步态成效评估清单（gait outcomes assessment list, GOAL）是一份问卷调查，是专门用于测量步态成效的工具。该问卷适用于 5~18 岁的脑瘫儿童和青少年，由家长或患者填写。它包含了 7 个不同类别的问题，涵盖功能、疼痛和自尊等方面。该工具的独特之处在于，对于每个问题，患者或父母可以指出是否将其设定为需要改进的重要目标。这有助于外科医生了解患者家庭的优先考虑事项和期望，并确保目标的一致性。

第二章中提到的三项纵向队列研究发现，未接受治疗的痉挛型双瘫儿童和青少年，其步态会随着时间的推移而退化，退化的时间间隔可低至 1.5 年。单次多平面手术的目的是对抗这种退化，去改善步态或维持行走功能。由于青春期步态的自然进展呈现退化趋势，因此即使能够维持步态，也应该被视为治疗有效。

单次多平面手术和 SDR 手术一样，为了让患者从手术中获得最大的受益，通常需要进行强化康复训练。因此，大多数治疗中心在确保孩子及其家人能够完成康复计划后才会考虑进行手术。正如其他矫形手术一样，单次多平面手术的效果与术后康复密切相关。

单次多平面手术后，患儿需要 9 个月至 1 年（或更长时间，取决于年龄和其他因素）才能恢复到手术前的功能水平。因此，完全康复可能需要长达 1 年时间，并且完全受益可能需要 2 年才能看到。因此，在术后第一年通常不进行单次多平面手术的短期疗效评估。

康复可以从住院期间的物理治疗师开始，随后由社区物理治疗师接替。因此，物理治疗师之间顺畅的沟通对于确保治疗工作的顺利交接非常重要。目前，关于单次多平面术后的最佳康复实践尚未达成共识，但相关工作正在开展，并在最近制定了相关方案。每位接受过单次多平面手术的患者都应接受系统的康复训练，康复计划的制定需要根据手术的具体类型和方式。

如果在手术中有异物植入（如钢板和 / 或螺钉），通常需要在术后 1 年左右取出。有些机构选择取出，而有些则选择保留。

虽然单次多平面手术是一项浩大工程，但不应将其视作治疗的终点。对于患有痉挛型双瘫的儿童或青少年而言，这项手术只是他们在长大成人的过程中经历的治疗之一。单次多平面手术无法改变原发病（骨骼和肌肉生长受损的潜在原因），畸形也可能会在术后再次出现。在骨骼发育成熟前，通过牵伸使肌肉与骨骼的生长保持同步很重要。青春期是骨骼生长非常活跃的时期，无论是术前还是术后，牵伸和力量训练同样重要。

总的来说，有充分的证据支持单次多平面手术。其效果包括术后 12 个月时步态的改善，术后 24 个月时粗大运动功能和生活质量的提高。此外，有两项随访时间较长的研究（术后 9 年）表明，这些改善效果可以长期维持。然而，这些研究也提到，39% 和 67% 的青少年在初次单次多平面手术后的几年内需要再次进行矫形手术（不包括植入物移除）。但值得关注的是，相比于首次单次多平面手术，后续手术的数量更少（平均为

2次），康复也更容易、周期更短。

虽然单次多平面手术减少了后续再次手术的概率，但并未消除后续手术的可能。首次手术的目的是在一次手术中纠正所有的肌肉和骨骼问题。如果在随后的青春期生长过程中再次出现肌肉和骨骼问题，则可能需进一步的手术治疗。

吉列儿童专科医疗中心发布了一份报告，该报告对391名儿童展开了为期3年多的随访，并进行了回顾性分析。其结论如下：

（1）步态分析是辅助诊断和制定治疗计划的有用工具。

（2）患儿接受数据指导下的诊断和治疗后疗效良好。

（3）患儿及其家属表示，尽管治疗中遇到了一些困难，但是这些困难都是值得的，并且他们的期望得到了满足。

（三）通过研究和结局测量改变治疗模式

第二章第九节中提到，任何削弱踝跖屈肌（比目鱼肌 / 腓肠肌）的治疗都可能导致蹲伏步态。因此，保留跖屈肌的力量对于预防蹲伏步态非常重要。

研究表明，比目鱼肌对"延长术"非常敏感。比目鱼肌延长 1cm 会使其产生力矩的能力降低 30%，延长 2cm 会使其降低 85%。2014 年有学者指出，即使只是稍微地过度延长，也可能对比目鱼肌造成灾难性的后果。因此，建议如果比目鱼肌没有挛缩，则应仅延长腓肠肌。他们进一步发现，"延长术"和发生蹲伏步态之间通常有延迟："延长术"一般在 3~6 岁时进行，而后，发展成明显的蹲伏步态也需要 3~6 年。通常只有当青春期快速长高时，才会发展成典型蹲伏步态。选择在 3~6 岁之间进行延长手术，是因为这个时期普遍出现尖足行走模式。"延长术"是为了解决尖足行走问题。尖足行走不仅是一种明显的异常步态，还是一种不稳定的行走模式。

在一项为期 15 年的研究中发现，重度蹲伏步态的产生往往是由于跟腱延长或腓肠肌 - 比目鱼肌①同时延长所致。需要注意的是,这些术式并不是单次多平面手术的一部分。研究中发现,大多数出现重度蹲伏步态的患者都有跟腱延长的病史。这些患者可能有必要延长跨双关节且缩短的腓肠肌,但跨单关节的比目鱼肌一般无须延长,这与早期的研究结果是一致的。如果能够避免延长比目鱼肌,并且患者在医疗机构得到持续、及时和适当的处理,那么重度蹲伏步态发生的概率就可以大幅降低。

> 值得庆幸的是,现在的外科医生通常单独延长腓肠肌,但需提醒大家,旧的手术方式仍可能出现在一些不太专业的地方或机构中。如果医生建议对小腿肌肉(腓肠肌和比目鱼肌)进行手术,我建议大家要知道将要进行的是什么延长术,以及哪块肌肉将要被延长。
>
> ### 我们对单次多平面手术的一些经验
>
> 书中提到了吉列儿童专科医疗中心,这是因为我们儿子就是在这里接受的单次多平面手术,其他专科医疗中心也提供这种手术。同别的治疗方法一样,不同的机构和医生间,或许有不同的方案。
>
> 2001 年,吉列一名骨科医生在一次会议上做了精彩的报告,我也参加那个会议并聆听了他的报告。听后我在心里默念,如果 Tommy 需要进行矫形手术,我一定要找这位医生。世事难料,这一天的到来比我想象的更早。2003 年,Tommy 被建议进行矫形手术。我写信给这位医生,并把 Tommy 的病历(包括他最近做的步态分析)一同邮寄给他。

---

① 跟腱是腓肠肌和比目鱼肌的共同肌腱。比目鱼肌和腓肠肌的联合延长通常是在更靠近肌肉与肌腱交界的位置进行,但延长仍包含两块肌肉。

在咨询他是否愿意接诊 Tommy，并得到肯定的回答后，我们把 Tommy 带到他的诊所。这位医生建议进行单次多平面手术。为了帮助自己更好地了解这个手术，我决定完成一个研究型硕士学位：关于单次多平面手术和康复的详细案例研究，并使用全面的测量工具评估结果（在单次多平面手术后长达两年）。

2004 年，我和丈夫与 10 岁的 Tommy 从爱尔兰前往美国明尼苏达州。知道我们要带 Tommy 去国外做矫形手术后，家里的每个人都非常担心。无论专业人士还是朋友都不支持我们所做的决定。我们得到的最大支持来自家庭医生。虽然他支持我们手术，但也并非完全认可手术。但这可能是我们在许多虽说是善意，但仍令人沮丧的话中听到的唯一的"鼓励"。

尽管在国内有很多担忧且缺乏支持，但 Tommy、我们夫妇，对这些一点也不担心，反而对手术医生和吉列的手术团队完全充满信心。

在写这本书的时候，我反思了自己为何对做单次多平面手术的决定如此有自信，尽管收到那么多的负反馈，而这其中甚至包括很多我非常敬重的人。归根结底，有以下原因：

（1）首先是关于痉挛型双瘫的原发、继发和三级畸形的合理解释及治疗计划的合理性。

（2）掌握单次多平面手术需要儿科矫形医生精通脑瘫儿童步态分析以及擅长计算机运动分析。规划这类矫形手术不同于规划膝关节或髋关节置换术，手术所涉及的复杂性和技巧在于选择实施的手术方式。

（3）在吉列，医护人员对脑瘫患儿的态度谦虚、关怀、尊重,无与伦比。在 Tommy 治疗的几年中,我多次到访此处,并每次惊叹于这里世界级专业医疗和护理相结合所带来的效果。

Tommy 的那场手术持续了 6 小时,共进行了 13 项,右腿 9 次,左腿 4 次。尽管做了如此多的手术,术后第 4 天出院后他拒绝服用任何止痛药(出院后,如果夜间疼醒,他唯一的“药物”就是让爸爸唱歌哄他或看视频入睡)。

术后,他回国进行了为期 1 年的强化康复治疗。任何人都不应低估单次多平面手术术后所需的康复治疗强度,术后的康复时间要比膝关节置换术所需的康复时间长得多,而 Tommy(和我们)在这方面付出了很大的努力。

我建议每一位家长和患儿在计划接受单次多平面手术时,了解清楚他们报名参加的是什么。手术只是漫漫长路的开始。从某种意义上,对孩子和父母来说,一旦手术后开车驶离医院,艰苦的工作才刚刚开始。然而,漫长的康复过程是治疗所必需经历的。

手术可以视作三部分组合的过程:①精细的术前规划;②精湛的手术技巧;③持续的康复过程。前两部分由外科医生负责,第三部分主要由家长、孩子和物理治疗师共同完成。而成功,需要三方的密切配合。

理想情况下,单次多平面手术及其术后出院需要两名成人的帮助,在我看来,一个人的工作负担太重了。手术对 Tommy 和我们来说都不容易。另外,把其他几个孩子长时间留在家中也是很困难的。但如果这些需要重来,我们也会毫不犹豫地再做一次。

术后康复可能需要 1 年左右时间,而手术的全部效果可能要 2 年才能看到。我对亲友们看到 Tommy 在术后功能大幅降低，所表现出的惊讶仍记忆犹新。在不了解具体情况下，他们希望看到 Tommy 的状况可以立即得到改善。1 年后，Tommy 取出了植入物（术中植入的钢板和螺钉）。

在我的研究中，所有利益相关者（外科医生、研究人员、教师、儿童和家长）都认为单次多平面手术取得了成功[1]，变化的客观指标包括 Tommy 的步态、耐力、粗大运动功能、肌力和灵活性的改善。在我的研究生导师对 Tommy 及其父亲进行的访谈中，患者和家长的满意度显而易见。而最显著的发现是，Tommy 对手术前后的状况显得漠不关心，但对治疗过程的态度自始至终都很积极乐观。为了让他不去想手术，以及后续停服止痛药物，我们的技巧是分散他的注意力：Tommy 要求看一套特定的录影带，虽然我们很早买了下来，但直到他进入医院后才允许他观看。结果，他迫不及待地去了医院。当天早晨，在去手术室的路上，他没有任何焦虑的表现，反倒因为必须按下 DVD 播放器的暂停键而有些失望。

当我们决定进行单次多平面手术，CRC 的工作人员和我们社区物理治疗师竭尽可能为我们提供帮助。他们不仅提前为手术团队提供必要的信息，还在我们离开期间与我们一直保持沟通，并对 Tommy 术后长期康复提供支持。此外，CRC 步态分析实验室和我们的社区物理治疗师，为帮助我顺利拿到硕士学位提供了数据支持。

在 Tommy 16 岁时，膝关节曾出现过严重的疼痛。尽管他的痛阈很高，但疼痛仍剧烈难忍，甚至影响到他的睡

---

[1]　因为我是研究人员，所以家长评估这部分由我丈夫完成。

眠。尝试了多种治疗方式，均以失败告终①。最终，我们联系了吉列儿童专科医疗中心的外科医生，他们很快就找到病因并建议行进一步的矫形手术。Tommy 在 16 岁和 18 岁时又做了两次矫形手术。Tommy 在 16 岁时的手术包括右腿的五次手术，以解决他在青春期出现的膝关节疼痛和其他问题。后面 18 岁时的手术，是为了对之前的手术做调整。

他 18 岁时的手术，恰巧赶在我和我丈夫计划好的骑行穿越法国，并庆祝我们 25 周年结婚纪念日。因为我们的三个儿子坚持要我们继续这趟骑行之旅。最后，由我大儿子决定，两兄弟陪 Tommy 一起去做手术。尽管我想推迟这次旅行，因为他们在我心中的分量远超我自身。最终听从了大儿子的建议，我们的旅行按原计划进行，途中我倍感放松，没有一丝担忧，因为我对手术医生和我的三个儿子充满自信。

基于我的认知及治疗的整个过程，可以坦言，如果 Tommy 没有在青少年时期做手术，那今天，他就无法行走的如此自如，生活也不会这般独立。因为在早期，我们被告知 Tommy 上大学时可能需要使用轮椅。

---

① 其中一项治疗就是将他的膝关节进行 6 周的石膏固定。虽然疼痛难忍，但为了不妨碍他参加音乐剧的试镜，最终同意石膏固定。结果，仅仅过去 3 个星期，我们就不得不在家中把石膏拆掉，因为疼痛已无法忍受。我们发现石膏内已经出现了严重的膝关节感染。

第八节 20 岁前的整体肌肉骨骼管理计划

生无来世，善待自己，脚踏实地地走好每一步。

Paulo Coelho，《牧羊少年奇幻之旅》

根据 ICF 框架，骨骼成熟过程中（即成年之前）的治疗目标是增强活动能力，改善身体功能和结构异常，并最大化患者日常生活参与度。我们希望预防或延迟肌肉挛缩和骨骼畸形的发生，让孩子在生命任何阶段都能正常活动并参与各种体验。

痉挛型双瘫的治疗取决于患者的年龄和 GMFCS 分级。年龄很重要，随着年龄增长，肌肉骨骼和步态问题会因生长逐渐退化。GMFCS 分级也很重要，一般来说，GMFCS 级别越高，肌肉骨骼和步态问题的严重程度会越重。生长是影响痉挛型双瘫的主要因素，一旦 20 岁左右停止生长，病情基本会趋于稳定。在第四章中，我们将讨论痉挛型双瘫在成年期所面临的挑战。

在早期，治疗的重点是提升运动技能和促进肌肉生长，以实现发育里程碑。治疗计划贯穿患者整个生命周期，并根据需求提供矫形器。通过综合不同的治疗方法可以增强整体效果（例如，在肉毒毒素注射后进行物理治疗有助于达到新的功能目标）。这里适用"整体大于部分之和"的概念。尽管我们在早期已经尽力了，但仍无法完全避免一些肌肉和骨骼问题的发展。根据严重程度，可以考虑进行单次多平面手术来纠正问题，然而减少需要进行手术的次数也是一个重要目标。图 3-8-1 总结了痉挛型双瘫患者整体的肌肉骨骼管理计划，我们可以看到在儿童早期和晚期有两个峰值。

参照图 3-8-1：

（1）管理的第一个峰值，在幼儿期至 6 岁左右，此时主要针对高张力（痉挛和肌张力障碍）进行管理。可以通过口服药物、BoNT-A 或苯酚注射、选择性脊神经背根切断术和鞘内注射巴氯芬（ITB）来实现。

（2）目前，BoNT-A 注射是最常用的降低肌张力的方法。

（3）一般来说，儿童早期唯一需要的矫形手术是预防髋关节脱位。髋关节脱位的风险会随 GMFCS 分级的增高而增加，髋关节监测频率与脑瘫儿童的 GMFCS 分级相关。

（4）"过渡期"一般在 6 岁左右，指的是缓解肌张力的各种方法疗效逐渐降低，但还未满足矫形手术治疗的指征。

（5）管理的第二个峰值在 6~12 岁，这是实施单次多平面手术的最佳时间，一次手术应矫正所有的肌肉和骨骼畸形；后期可能需要进行"微调"。研究发现，GMFCS Ⅰ~Ⅲ级的痉挛型双瘫儿童在初次单次多平面手术术后 9 年内，再次手术的比例仍很大。

（6）随着年龄的增长，痉挛状态的管理仍有意义。单次多平面手术无法改变脑瘫，并且畸形可能在术后逐渐复发。在身体达到骨骼成熟之前，通过牵伸使肌肉与骨骼生长保持持续同步非常重要，而青春期又是骨骼生长非常活跃的时期。

在儿童发育至骨骼成熟（即成年）前，任何治疗（如 BoNT-A、选择性脊神经背根切断术、单次多平面手术）均不应被视为终点，这些治疗都是为了帮助减少脑损伤所造成的影响。对于选择性脊神经背根切断术和单次多平面手术，术后长期康复有助于患者达到更高功能水平。

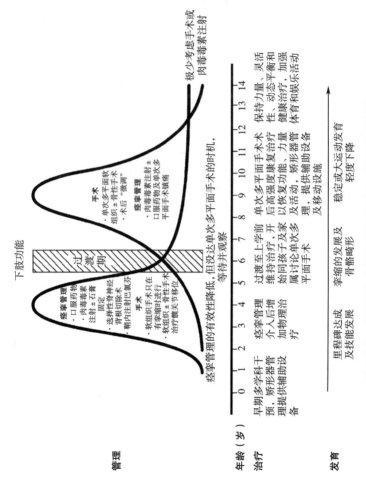

图 3-8-1　儿童和青少年脑瘫患者的肌肉骨骼管理计划

最后，对于患痉挛型双瘫的儿童和青少年来说，家庭康复计划是生活中的一个永恒主题。

第九节　替代和辅助治疗

在医学上，有可能好心办坏事。
这就是为什么科学不应抵制批评，
而是在积极鼓励批评的基础上蓬勃发展。
Richard Dawkins

替代和辅助治疗不是目前标准的常规医疗，也不属于康复治疗及护理的范畴。

父母只想给孩子最好的，出于一些原因，我们会考虑接受替代和辅助治疗。这些原因可能包括：

（1）媒体（互联网、广播、电视、报纸、杂志）、家人或朋友推荐的治疗方案。

（2）我们想尝试所有的治疗方法，以防错过可能有效的那一个。

（3）我们希望补充或提高目前的治疗效果。

（4）我们想要缓解症状（如疼痛）。

（5）我们相信孩子能做得更好。

通常，替代和辅助治疗价格昂贵。如果父母和专业人员有良好的关系，可以跟医学专业人士主动讨论这些治疗想法。我和我丈夫作为父母，同时也作为专业人员，推荐大家以目前最佳的研究证据作为选择治疗方案的依据。值得一提的是，正是这一原则指导了本书的创作。

表 3-9-1 列出了一些常见的替代和辅助治疗方法，以及目前的研究证据。

在上述 5 种治疗方法中，2 种被证明无效，其余 3 种缺乏足够的证据支持。

希望干细胞疗法，可以持续作为一个活跃的研究领域，进一步阐明其在脑瘫治疗上的潜能。有学者指出，许多父母推迟或拒绝常规治疗的原因是他们对干细胞治疗潜在的效果抱有不切实际的期望。澳大利亚的一个髋关节监测项目指出，脑瘫患儿髋关节脱位的最常见原因是未得到及时的干预，因为不少父母期望干细胞治疗能够完全治愈孩子。作为父母，我们不应放弃有证据支持的传统治疗，反而去选择未经证实的疗法。

表 3-9-1　替代和辅助治疗

治疗方法	治疗描述	证据（或缺乏）支持
高压氧治疗	高压氧治疗是指患者在高于一个大气压的环境里吸入高浓度氧来治疗疾病的过程。它在脑瘫中使用的理论依据是：受损的脑细胞中有非活性细胞，而这些细胞有恢复的潜能	现有证据表明，高压氧无效，且可能发生不良事件
按摩	按摩是指用手对肌肉施加压力，以缓解疼痛和紧张。按摩治疗师是接受过专业按摩训练的人	证据表明，按摩不能达到特定的治疗目标，但可能会改善脑瘫患儿及其家长的幸福感
颅骨整骨疗法	颅骨整骨疗法是指用手做一些细小动作来缓解肌肉骨骼张力，用于治疗中枢神经系统受损导致的症状	证据表明，颅骨整骨疗法是无效的

续表

治疗方法	治疗描述	证据（或缺乏）支持
针灸	使用细针插入并刺激皮肤的特定穴位	支持其使用的证据不足。治疗过程中需使用灵敏的工具来监测进展并测量结果
干细胞治疗	干细胞治疗作为一种再生疗法，除了对残存的神经细胞提供支持外，还可以替代脑瘫患者大脑中受损且无功能的神经细胞	干细胞治疗是一项实验性技术，目前还不能作为脑瘫患者的标准治疗方法。未来，随着进一步研究最佳干细胞类型、确定其疗效以及找到最适当的给药剂量和方式，我们将能够更清楚地了解干细胞在脑瘫治疗中的作用。即使无法完全治愈，如果干细胞具有丰富的神经系统潜力，也可能促进功能改善，并为治疗方案提供新选择

有一项研究调查了 GMFCS I~V 级的脑瘫青少年过去一年中使用替代和辅助疗法的情况[1]，大多数（73%）表示目前没有再继续接受此类治疗。研究显示，最常接受的替代和辅助治疗是按摩（15%）、高压氧治疗（10%）及颅骨整骨疗法（6%）。

---

[1] 提供的选择包括高压氧、针灸、草药、脊柱按摩、颅骨整骨、反射、按摩、顺势治疗等，以及大剂量维生素、生活饮食方式、民间偏方、灵性治疗、催眠和其他干预措施。其他干预措施包括引导式教育、亚历山大疗法、氨基酸、马术治疗等。

第十节　父母该如何帮助孩子，青少年该如何帮助自己

少年时代能决定一人的未来。

William Wordsworth,《我心雀跃》

关于痉挛型双瘫的全面管理，既定事实是，无论我们如何努力，都无法治愈脑损伤已经造成的影响。正如一名家长非常贴切地形容：无论我们多么渴望，都无法"治愈和修复"我们的孩子。痉挛型双瘫（目前）无法治愈，但通过良好的管理可以把影响降到最低。作为父母，重要的是要清楚自己在改变孩子生活方面能做些什么。

回想过去，我希望当时的自己能更清楚地知道我们能改变什么，不能改变什么。作为父母，我该如何为 Tommy 的管理和看护做出最好的贡献。痉挛型双瘫非常复杂，而我仍在学习中。回想过往，我发现有很多事情本可以做得更好。

以下是对儿童和青少年痉挛型双瘫管理的一些思考。它们主要来自我的个人经验，尤其是"从错误中吸取教训"的经验。以下内容的呈现没有特定的顺序。

（一）哲学化思考

关注孩子的优势，而不是缺陷，注重孩子能做的，而不是

无法做的。注重孩子的优势意味着培养孩子的兴趣。作为父母，我们的职责之一是帮助孩子通过尝试不同的事物来发掘他们的激情，并在他们选择追求的事物上给予支持。

"半杯水"的态度对我们的生活很有帮助。努力，一切就皆有可能。我人生的一个信念是：痉挛型双瘫患者在很大程度上可以成为任何他们想成为的人，且前途无量。我还认为痉挛型双瘫的孩子必须是一个"不管它"的孩子——他们必须知道，尽管患有痉挛型双瘫，他们仍可以成功。的确，在生活中，我们都需要成为"不管它"的人。

我一直觉得，给予任何一个孩子最好的礼物，就是自信。痉挛型双瘫孩子可能要翻越高峰才能达到，但身为父母，应该尽可能在他们的路上给予最大的帮助。

需要铭记于心的是，科学研究通常呈现的是结果的平均值。例如，粗大运动发展曲线就是基于平均值得出的。实现给孩子设定好的目标，但不要把自己的期望值限定在平均水平。把目标定到最高，尽管可能你无法到达。但是，迈向成功的第一步就是把目标定高。不要让你对平均值的认知限制了孩子的潜能。

你可能看不到每天的进步，甚至每周的进步。但当你觉察到孩子进步时，那是非常兴奋的一件事。身体健全的孩子，经常在你没注意的时候就学会了很多技能，这些技能的获得常被认为是理所当然的。和 Tommy 在一起时，我不再认为一切都是理所当然的，而是开始注意和感激每一个细微的变化。

我们竭尽所能帮助孩子行走，并让他们持续行走——换句话说，这就是实现平凡。有些人必须付出超凡的努力才能实现平凡，而有时朋友和家庭成员对此可能无法完全理解。

在 Tommy 确诊后的最初几天，我记得有一位家庭医生向我解释了残疾与努力程度之间的难题。她说，中度的脑瘫患者需要付出最大的努力，因为中度残疾的患者有很大的改善潜力。残疾程度轻，可能就不需要付出那么多的努力；而如果是更严重的患者，则可能无法从努力中收获那么多的好处。我能理解她的观点，随着技术的发展，更多的努力和投入可能会使 GMFCS 等级高的患儿获益。

无论是儿童、青少年还是成年人，痉挛型双瘫并不能定义一个人的全部。

我们需要谨慎对待痉挛型双瘫的孩子。不要小看了他们，他们比你想象的更能应对挑战。如何看待和对待自己的孩子非常重要，因为只有这样，才能为其他人例如家庭成员、朋友和老师树立榜样。

我们鼓励（父母）从长远的角度看待孩子的童年历程。我提醒他们，成人世界强加给所有孩子的期望（至少在学校）是，他们要努力在广泛的领域有所表现。成年人期望孩子在许多活动中学习并展示技能，包括社交、身体、智力和艺术等，这些活动要求甚至远超成年人对自己日常生活中的期望和表现。我们应该鼓励父母努力帮助他们的孩子在他们成长的过程中培养个人能力、兴趣及自信，尽管这些孩子有"残疾"，但在儿童期之后，他们将有更多的机会找到自己在生活中的定位。

（二）家庭训练的重要性

如果你只想从这本书中学到一件事，我希望那是家庭训练的重要性（详见第三章第四节）。痉挛型双瘫患者的生活是一种伟大的平衡行为。在孩子或父母都不感到倦怠的情况下完成训练项目，是需要技巧的。作为家长，我觉得既要支持又要鼓励 Tommy，同时还得一直坚持让他参加家庭训练，这两者之间很矛盾。家长就是家长，不是治疗师，但有时，这是一种挑战。作为父母，我们必须保护我们的孩子，帮助他们获得一个正常的童年，但同时又要参加许多诊疗并完成家庭训练。

我鼓励父母在实施家庭训练计划时尽可能多地寻求帮助。例如，有人可以带你的孩子去游乐场或游泳池。我丈夫经常和我分担这些工作，我们的两个大儿子也帮了我很大的忙。

锻炼和体育活动可以与家人或身体健全的朋友在常规环境，而非治疗环境中进行。实际上，孩子对运动的需求可能会激励整个家庭都动起来。选择孩子和家人真正喜欢的活动；这可以增加你们坚持下去的可能性。锻炼和体育活动也是结交朋友及发展良好社交网络的好方法。我们人类是群居动物：我们需要群体（我们的家人和朋友）来保持自身的心理健康。强大的社会联系在生命的各个阶段都很重要，任何能增加社会联系的事物都是好的。

将痉挛型双瘫儿童或青少年视为精英运动员的概念是有用的。精英运动员项目旨在帮助他们赢得比赛；儿童／青少年的家庭训练旨在将痉挛型双瘫的影响降至最低。精英运动员从不碰运气：他们优化生活的方方面面，从训练到休息再到饮食。实际上，这个精准的公式（身体活动、充足的睡眠和良好的营养）被推荐用于改善脑瘫患者的健康和幸福。即便原因不同，但对于精英运动员和痉挛型双瘫患者来说，许多要求是相同的。这样做的另一个主要优势是，将痉挛型双瘫患者的管理从医学背景转移到了运动背景。而且，正如我们之前看到的，没有什么能阻止脑瘫患者真正地成为一名精英运动员！

（三）抵制过度保护的冲动

像我们所有人一样，孩子也是在错误中学习。正常学步儿童在经常摔跤的情况下学会走路：他们可以感知自己的四肢在空间中的位置、哪些不利于平衡，以及如何消除障碍。痉挛型双瘫的孩子在运动控制方面有困难，甚至可能会有平衡问题。因此，我们应该小心，不应过度保护，以至于无意中扼杀了他们从错误运动中学习的机会。我们必须让他们跌倒，并从中学习。

在 Tommy 刚上学的日子里，他能感觉到监督他户外玩耍的工作人员总是离他很近。甚至在他很小的时候，他就感觉到对他的保护过度了。我请求学校允许他可以自由玩耍，并承诺，我们不会让学校为他的跌倒或骨折负责。这些做法是有必要的，因为从那以后，Tommy 玩耍得更自由了，而且他再没受过伤。

防止过度保护这个理念伴随他的一生。我们需要将钟摆，拨到另一个方向，并从一开始就培养他的独立性。同样，其他人也可以从我们这里得到启发。以患者为中心的医疗原则是我们父母在家中必须效仿的原则：它鼓励我们积极让孩子参与医疗相关的决策，并从很小的时候就培养他们在生活中各个领域的独立性。事实上，这一原则适用于所有孩子。

（四）抵制为孩子做太多事的冲动

我会鼓励父母遏制冲动，不要为孩子做太多。例如，帮孩子穿衣服比让他们自己做快得多（这是我非常想抵制的一种冲动）。即使这项任务需要很长的时间，但重要的是让孩子学会穿衣的动作并练习技巧。分解穿衣任务，正确地做好每一个动作，这是一项很好的训练，如果一只手更强壮，那就确保两只手都参与进来。

我们必须要培养耐心，这一点普适于育儿。但当孩子患有痉挛型双瘫时，为孩子做事的冲动会增强。大多数父母都认为时间不够，但认识到给孩子这些练习和学习机会的重要性后，未来的回报是丰厚的。

（五）良好营养的重要性

同所有儿童一样，良好的营养对痉挛型双瘫患儿很重要。只要你的孩子饮食健康、均衡，就不需要特别的饮食。如果可能，我鼓励父母寻求这方面的建议，因为整个家庭都可以受益。

要定期监测孩子在整个童年和青春期的骨骼健康，保证良好的营养，确保不缺乏钙和维生素 D。体育运动，特别是负重或受力活动，可以帮助促进骨骼良好发育。研究证据表明，GMFCS Ⅱ~Ⅲ级可行走儿童（和成人）的骨密度偏低。

我们常读到，在许多发达国家，肥胖（包括儿童肥胖）患病率不断增加的报道。肥胖有许多负面影响，其中包括增加 2 型糖尿病等疾病的风险。良好的体重管理对所有人都很重要，而对痉挛型双瘫患者更为重要，因为他们的肌力已经不足，超重则会进一步限制行走。

同运动一样，良好的饮食习惯应从小养成，只有父母养成了良好的饮食习惯，孩子才更有可能把良好的饮食习惯养成。

此外，父母对孩子饮食习惯的塑造，可能会影响孩子离家后的很长一段时间。意识到不健康的饮食习惯，并决定做出改变，永远都不晚。

（六）最大程度地利用就诊机会

痉挛型双瘫患者尤其在幼年时期通常需要多次就诊。我建议父母从这些就诊经历中尽可能学到多的东西，因此最好带着一份问题清单去就诊。我发现在每次就诊后记笔记非常有用，包括在诊疗中学到了什么以及接下来需要做什么。如果我不做笔记，则无法确保能记住所有的事情。

为了充分利用就诊的机会，尽量确保在面诊时，你的孩子不累不饿（当然，确保你自己也不累不饿）。我们试着把Tommy 的就诊和其他活动结合起来，让它尽可能的有趣，比如家庭聚会，这样就可以让他和其他小朋友们一起玩耍。当然，也可以把异地就诊当做一次旅行的机会。

在整个童年和青春期，父母和孩子需同医疗专业人员合作。医患双方都无法单独实现对病情的最佳管理。要培养与专业人士的良好关系——因为他们是你的盟友。你可能会对孩子的诊断或治疗感到不悦，但请不要让医务人员承受任何不必要的不悦。例如，你可能对医疗机构提供给孩子的服务不满意。然而，一线工作人员很少是政策的制订者，事实上他们可能会默默地赞同你的观点。

学科间的良好沟通对多学科团队的合作至关重要。父母和孩子是这种关系中的常量，因此父母应支持不同团队成员间的沟通。再好的服务也有出问题的可能：例如，可能会忘记转诊，也可能没有安排好就诊预约。支持团队成员间的沟通尤为重要，因为孩子们的大部分护理是在社区进行的，但中间需要不时的前往专科中心。父母可以在各种协调中发挥重要作用。把检查评估报告有序地放在一起并随时拿在手中是很重要的。这个协调者的角色后来可能会落在孩子自己身上。

（七）成为"杂技演员"

平衡家庭中所有需求是一件相当复杂的事情：你可能在参加定期诊疗和完成家庭训练的同时还要做一份工作，成为配偶或其他重要人的伴侣，养育其他孩子，照顾年迈的父母。尽管较多的注意力需集中在身患残疾的孩子身上，但也绝不能忽视他的兄弟姐妹。父母同时也要照顾好自己。帮助别人前，我们必须先帮助自己。正如飞机上的安全建议：

你必须先戴好自己的氧气面罩，再帮助孩子。不要制造一个"残缺家庭"。

（八）管理教育和过渡期

就业是实现独立的关键因素之一。我们将在有关成年的章节中讨论到，痉挛型双瘫患者的就业率与健全的同龄人不匹配。而作为父母的你，必须对此要有前瞻性。

我2006年看过一位学者写的文章，他认为活动对于脑瘫患者极为重要，论文标题是"活动，活动，再活动：反思我们的脑瘫物理治疗方法"。我想再加一句口号："教育，教育，再教育。"有身体缺陷的人不太可能被雇佣到需要体能的岗位上，因此他们将不得不依赖其他技能。重视提高孩子的认知和智力能力，可以最大化他们就业的机会。事实上，良好的教育对每个孩子同等重要，教育已被列入联合国《儿童权利公约》。痉挛型双瘫患者的职业选择范围很大；残疾只对他们的选择造成了较小的限制。今天，科技创造了许多10年前根本不存在的工作岗位。

生活一直在变化。对于任何一个孩子来说，转变都是一件重要的事情，并且他们不断地经历着这些转变：从家到托儿所、幼儿园、小学、初中、高中，最终到大学或职场。对于患有痉挛型双瘫的孩子来说，其中的过渡可能更具挑战，例如由于行动困难而难以参与学校的一些活动。

我会建议家长在每个阶段入学前，提前计划，确保做好充足的准备来平稳过渡，最大程度增加孩子获得良好的学校体验和教育的机会。以Tommy为例，学校提供的便利包括允许在课堂上使用笔记本电脑（因为他写字有困难）。

当遇到困难时，医疗保健专业人员是协助提前规划和解决问题的良好资源。在空闲时间时可以在别人帮助下练习未来可能需要的技能，这对于完成活动并提升孩子的自信心有很大帮助。例如，练习在更衣室换衣服的技能，就是一个典型的例子。

令人遗憾的是，校园欺凌持续影响着大量的儿童和青少年，而残疾人面临的风险更高。一项研究发现，患有脑瘫的儿童和青少年在学校都经历过霸凌或排斥。目前有一些试图改善儿童和青少年在学校及社会包容性上的政策，包括：

（1）通过科普，让同龄人和老师了解与疾病相关的残疾（有人建议卫生保健专业人员可以帮助解决这个问题）。

（2）对同龄人、老师和父母直言不讳地说出霸凌或排斥事件。

（3）建立高质量的友谊，形成有效的同龄人支持网络。

他们还强调，教师密切关注残疾学生需求的重要性。

因为老师对学生的生活有着深远的影响，家长应该和孩子的老师进行深入沟通，确保他们了解孩子的残疾。这不是一次性对话——随着孩子的年级不同，老师会发生变化。如果家长和每个老师都能有效沟通，那对孩子是非常有利的。庆幸的是，Tommy 在学校中没遇到任何霸凌问题（写这本书的时候，我又问了他一次，以防他当时不愿告诉我们这些事）。

令人欣慰的是，欧洲的一项大型生活质量研究报告指出，8~12 岁脑瘫儿童的生活质量与其他儿童相似。另外一项随访研究发现，13~17 岁的脑瘫青少年只有社会支持和与同龄关系等方面低于一般人群。此外，在儿童期或青春期时经历过的疼痛与低生活质量强相关。

这些研究表明，脑瘫儿童和青少年的生活质量与正常同龄人相似，这是令人振奋的好消息。然而，研究也表明，我们必须支持脑瘫儿童和青少年与同龄人建立良好关系。同时，在存在着任何形式的身体不适如疼痛时进行有效管理非常重要，因为它直接影响到生活质量。

（九）青春期和实现独立性

青春期到底是什么时候开始的？世界卫生组织将青春期定义为 10~19 岁间的时期。因此，联合国《儿童权利公约》通过的基于年龄的儿童定义包括了绝大多数青少年，该定义将儿童定义为 18 岁以下。因此，青少年可以被视为介于童年和成年间的一段定义模糊的时期。青少年正在从父母那里获得独立性，但还没有到成人那一步。

独立是人生的一个重要目标，良好的独立能力是养育子女成功与否很好的判断标准。当雏鸟成功飞出鸟巢时，鸟妈妈的任务就完成了。父母在孩子的生活中扮演着重要的角色，但（假设孩子获得了独立）在成年子女的生活中扮演的角色却要小得多。在青春期的某个时候，做父母的必须促成这种转变。这是一个父母和青少年都要经历的过程，这个过程最好随着时间的推移渐进地进行。事实上，提高独立性应该在童年早期开始：我们需要当孩子还在摇篮中时，就为今后的分离做好准备。

父母必须在青少年期结束前学会切断不必要的关系，而青少年必须为此做足准备。这是一个双向的过程。就像锻炼和良好的饮食习惯一样，成为独立成年人的基础早在童年时期就已经打好了。

对于任何青少年来说，离开家庭的安全环境都是令人望而却步的，他们需要在离开家庭时具备照顾自己的技能。痉挛型脑瘫青少年需要能够自行安排自己的医疗保健。医疗保健通常在青少年期结束时从儿科转到成人科，这是另一个令人生畏的变化。失去专业高效的服务对他们来说可能是一个巨大的挑战。我们将在第四章中看到，与儿童保健相比，成人保健更加分散。我鼓励青少年充分了解自身的状况，学会管理自己的状况，以及最大程度地发挥自身潜力。

在一个安全的环境中锻炼独立能力是很重要的。例如，青少年可以在父母的陪伴下开始处理他们的医疗预约，或在家里完成家务或烹饪任务，父母可以在旁边提供安全保障和支持，以防意外发生。在熟悉、安全的环境中学习这些技能，可以更好地向独立生活转变，其过程也没那么困难和可怕。职业治疗是在这个领域中非常好的资源。

自主决定力指的是，一个人能够作为他们自己的主要决策者行事的能力，其不受认知水平的影响，表现出更高水平的自主决定力的残疾青年在多个生活类别中表现更好，包括就业、获得医疗保健和其他福利、财务独立，以及独立生活。灌输自我倡导的能力也非常有用，即代表自己或自己的观点或利益的能力。

对于年幼儿童，进行单次多平面手术的决定主要是由父母做出的，但对于青少年，应该让他们在知情的情况下就手术和康复做出决定。如果青少年觉得自己在违背意愿或没有获得他们完全同意的情况下被迫接受单次多平面手术，那么他们很可能会心怀怨恨，并可能出现抑郁和康复困难。而事实上，这一建议也适用于青少年在生活中的其他领域。

一项针对大年龄脑瘫青少年（18~20 岁）的研究将人生成功定义为快乐。与这一成功相关的三个关键社会心理因素是被信任、相信自己和被他人接受（归属感）。这些因素的种子在生命的早期其实就已经撒下了，而父母就是播种者。

经历青春期的正常变化，高中毕业，选择下一个人生阶段，离开家，承担起自己的医疗保健责任，从熟悉的更有组织的儿童卫生服务环境过渡到不熟悉的更碎片化的成人服务环境。这些综合起来，一个痉挛型双瘫青少年的生活，短期内被塞入了太多的事情。

总之，孩子总有一天会成为青少年，而青少年又会成为成年人。我们照顾痉挛型双瘫孩子的方式，会在他们童年结束后的很长一段时间产生影响。回想一下本章开头的那句话：少年时代可定一人的未来。

第十一节　要　　点

（1）了解痉挛型双瘫在管理和治疗方面的最佳实践非常重要。迄今为止，公认的最佳实践原则包括以家庭为中心的照护和以患者为中心的照护、循证医学、数据驱动决策、多学科团队方法、专科中心、早期干预、目标设定和结局测量。随着时间的推移，最佳实践可能会持续发展。

（2）不同的医疗机构和医务人员可能对如何实施治疗有不同的方案。

（3）不同治疗方法的结合使用，可以强化单一治疗的疗效：即整体大于其部分之和。

（4）痉挛型双瘫的主要治疗方法包括物理治疗、作业治疗和言语或语言治疗。这些通常在儿童期和青春期以适当的频率系统进行。

（5）再怎么强调家庭训练的重要性也不为过。它是痉挛型双瘫儿童和青少年（以及成人）生活中的日常。家庭训练项目包括治疗师规定的"家庭作业"、佩戴矫形器、牵伸、锻炼、体力活动及姿势管理。

（6）根据需要为儿童/青少年提供最合适的矫形器。

（7）在肌肉骨骼的处理上有两个主要的高峰：第一个高峰出现在儿童早期，此阶段的肌肉张力降低（与物理治疗和矫形器等其他治疗方法结合使用）非常重要；第二个高峰出现在儿童后期（大约 8~12 岁），此时可能需要进行矫形手术以解决已经出现的继发性畸形，包括肌肉和骨骼问题。

（8）用于控制痉挛（如果存在肌张力障碍）的降肌张力治疗，可能是局部或全身性的。包括口服药物治疗、A 型肉毒毒素注射、苯酚注射、鞘内注射巴氯芬和选择性脊神经后根切断术。除了选择性脊神经后根切断术外，每种降低肌张力治疗的效果都是可逆的。没有一种肌张力降低治疗方法能够满足所有孩子的需求，这就是为什么存在多种选择。肌张力降低的治疗是根据儿童的个体需求量身定制的。推荐哪种治疗方法取决于许多因素，包括年龄、GMFCS 等级和高张力的类型。

（9）尽管降低肌张力的治疗在儿童早期达到高峰，但可以一直持续到青少年（和成年）时期。

（10）当肌肉和骨骼畸形（继发性畸形）对步态及功能产生不利影响，且无法再通过更为保守的方法治疗时，应考虑进行矫形手术。

（11）单次多平面手术涉及在一次手术中对下肢进行多个矫形手术的过程。最佳实践是通过步态分析指导手术治疗。外科医生需在同一次手术中纠正所有骨骼和肌肉异常，以避免多次住院、麻醉和恢复。现在，单次多平面手术被认为是脑瘫矫形手术的最佳实践。

（12）选择性脊神经后根切断术和单次多平面手术通常会在术后进行高强度的康复训练，以获得最大收益。单次多平面手术虽然可以减少进一步手术的可能性，但是在儿童生长停止前，无法完全消除这种可能性。

（13）一些治疗方法如选择性脊神经后根切断术、鞘内注射巴氯芬和单次多平面手术等，通常只有专业的医疗中心可以提供。

（14）任何治疗方法（例如 A 型肉毒毒素注射、选择性脊神经后根切断术、单次多平面手术）都不应被视为治疗终点，它们只是在追求整体目标的过程中，提供一种帮助形式，即在达到骨骼成熟（即成年）前，将脑损伤的影响降至最低。

第四章　成人期
痉挛型双瘫

第一节　概　　述

> 我认为运动神经元病并不会对所有人产生很大的影响。相比其他人,这种疾病对我的影响并不是那么大,因为它没有阻碍我做自己想做的事情。
>
> Stephen Hawking

　　脑瘫虽然常被认为是儿童期才有的一种疾病,但事实上儿童期内能行走的脑瘫患者往往寿命与正常人相似,所以按年龄跨度算,每有 1 个脑瘫儿童或青少年,就会大约有 3 个脑瘫成年人,而在前言中提到全世界约有 600 万痉挛型双瘫患者。

　　世界卫生组织(WHO)将成人的年龄定义为大于 19 岁。但作为一个成年人到底意味着什么? 成年人应该具有以下实践和能力:

　　　　完成正规教育、拥有劳动能力、可独立生活、有恋爱和性经历、结婚生子、建立同伴和家庭关系、参与休闲娱乐、驾驶、享受群体的乐趣。当然,幸福和成功的生活不仅包括这些,还包括自己个人的目标、理想和价值观。

　　每个人的人生道路都是不同的,让自己的孩子成为一个能独立的人是多数家长的首要目标。

　　一旦痉挛型双瘫患者到了成年,骨骼停止生长,病情就会相对稳定。如果成年人能坚持锻炼,那么功能退化的速度就会变得更慢。

疾病预防控制中心对继发性疾病描述如下:

残疾人常出现一些本可以预防的疾病。某些特定的残疾,如脊髓损伤,会出现与脊髓损伤无直接关系的身体或心理疾病。这些身心疾病被称为继发性疾病。

这些继发性疾病是否出现取决于原发病。例如,眼部疾病可能为糖尿病的继发性疾病;骨关节炎、疼痛和劳损可能是痉挛型双瘫导致的继发性疾病。本章主要讨论与痉挛型双瘫相关的并发症。

继发性疾病并非一定会发生,良好的健康管理有助于预防和/或最小化其发生或进展。虽然这一章讨论的是成年期,但在生活中一些继发性疾病可能会更早出现。继发性疾病不应与第二章所述的畸形相混淆。

生长发育是儿童和青少年期痉挛型双瘫患者面临的主要挑战,而机能退化则是成年期面临的主要挑战。尽管成年脑瘫患者数量远多于儿童,但医务人员大部分工作都是针对儿童和青少年,因为脑瘫是终身性疾病,所以随着年龄的增长可能会出现更多的问题,因此,成年脑瘫患者的医疗需求也是非常重要的。医疗机构应更好地解决成人脑瘫患者服务欠缺的问题。

亚健康会对个人、社会和经济产生巨大影响。我们将在第四章第三节中看到,成年痉挛型双瘫患者就业困难。

需要更多的研究来充分了解痉挛型双瘫在成年期是如何变化的,以及做哪些工作可以预防或尽量减少随着年龄的增长而出现继发问题。许多研究涉及“成年人”——但年龄为20~80岁的成年人并不是一个同质的群体。为此,我们有必要更好地了解随年龄增长医疗服务应如何变化,这是一项很有挑战的任务。对成人脑瘫患者随年龄变化的纵向研究会提供很多有价值的信息。

一个以"成人脑瘫继发性疾病的治疗和预防挑战"为主题的研讨会得出了以下结论:

> 曾经,责任感和同情心,激发我们取得了一些研究进步,如提高了极低出生体重儿的存活率。现在,同样的,我们有责任帮助这些脑瘫儿童茁壮成长并提高他们的生活质量,尽可能减少脑瘫所带来的慢性疼痛和继发性疾病的影响。

这是一个非常有意义的目标。

在撰写本书前面的几章时,我对内容很熟悉:因为我养育了一个患有痉挛型双瘫孩子,所写即我所经历的问题。但在写这一章关于成年后的痉挛型双瘫时,我也在学习,并对所学习到的一些内容感到惊讶。

第二节　普通人群的老化

让皱纹在欢乐和笑声中到来。
William Shakespeare,《威尼斯商人》

《牛津英语词典》将老化定义为"逐渐变老的过程"。这个定义没有给我们太多有用的信息。普通人随着年龄逐步出现老化。因此,在处理成人痉挛型双瘫患者的老化问题之前,让我们先看看普通人群的表现。

随着年龄增长,人们可能会出现一些功能下降的情况。其中包括肌少症(骨骼肌质量和力量减弱)、关节疼痛、痴呆、骨关节炎(如髋关节软骨损伤)、骨质疏松症(比正常情况下更多的骨质流失),以及跌倒和轻微外伤导致的骨折。此外,随着年龄增长,许多非感染性疾病(NCDs)也变得更加普遍,例如心血管疾病、癌症、呼吸系统疾病和糖尿病等。

上述症状中一部分是老化的"常态"表现(如肌少症和骨质疏松)[1],但大多数是明确的疾病。这些疾病会发生在普通人群中,但并不是"常态的"。

(一)肌少症

肌少症是指骨骼肌质量和力量的下降。通常,肌肉量在 40 岁时达到最高水平,之后逐渐减少,到 80 岁时可能减少 50%。正如我们之前所了解的那样,肌肉的力量与其体积有关。随着年龄增长,肌肉体积逐渐缩小,这与我们维持日常生活所需功能水平相关,例如举起和携带物品或从椅子上站起来。成年人即使是通过简单的肌肉强化锻炼也可以部分抵消随年龄增长而发生的肌肉量减少。

蛋白质是肌肉生长所必需的。老年人从食物中摄取蛋白质的效率比年轻人低,因此老年人需要特别注意保证日常蛋白质的摄入量。对于 65 岁以上的成年人,建议平均每天至少摄入蛋白质 1~1.2g/kg[2]。

(二)骨质疏松症

"骨质疏松症"一词的意思是"疏松的骨骼"(即骨密度低

---

[1] 骨质疏松的骨密度没有骨质疏松症那么低。

[2] 例如,一个 65 岁以上、体重为 57kg 的人每天需要摄入 60g 蛋白质。

的骨骼）。骨骼是一种不断被破坏和重塑的活组织。当骨的吸收速率大于骨的形成速率时，就会出现骨密度降低。

随着年龄的增长，破骨细胞较成骨细胞相对活跃，使骨骼的破坏要比生成多。骨质疏松症患者比正常同龄人的骨质流失量要大。图 4-2-1 显示了正常的骨骼和骨质疏松的骨骼，后者的骨量要少得多（即骨密度较低）。

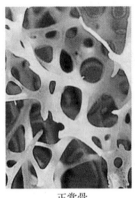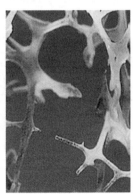

正常骨　　　　　　　骨质疏松骨

图 4-2-1　正常骨和骨质疏松骨的横截面

骨骼变得比较脆弱时，在应力下（如坠落）可能会导致骨折（断裂），甚至可能是自发性骨折。骨质疏松症是一种"无声"疾病，因为它通常只有在骨折时才被发现从而诊断。年龄因素是骨折最常见的原因。

老年女性骨质疏松性骨折的风险比老年男性要高得多。在许多发达国家，超过一定年龄（或有已知危险因素）的妇女要接受骨质疏松症筛查。这种情况可以通过脊柱和臀部的骨密度扫描来诊断。

骨量减少是用来定义骨密度已经降低但尚未达到骨质疏松症程度的术语，是介于健康骨骼和骨质疏松症之间。骨量减少会有骨质疏松症的风险。一生中，良好的营养、充足的钙和维生素 D、体育活动,特别是负重或有强度的活动,对促进骨骼健康是很重要的。

跌倒、骨质疏松症和骨折是密切相关的。由于肌肉力量和平衡能力下降等因素,跌倒的风险会随着年龄的增长而增加。因此,保持肌肉力量和平衡对于预防跌倒非常重要。跌倒可能会造成很严重的后果,并且可能会有进一步的影响。例如,下肢骨折可能导致活动量大幅度减少,手腕骨折可能导致个人护理困难。任何一种情况都有可能导致日常生活自理能力下降。害怕跌倒而产生恐惧是跌倒后的另一个不良后果,这可能会导致活动的自我限制。

（三）非感染性疾病

非感染性疾病（non infectious diseases, NCDs）是一种由非感染性病原体引起的医学状况,也被称为慢性病 [①],往往持续时间较长。据世界卫生组织报告,全球三分之二以上死亡的原因是非感染性疾病。

以下四种疾病占非感染性疾病致死人数的80%：

（1）心脑血管病,如冠心病和中风；

（2）癌症；

（3）呼吸系统疾病,如慢性阻塞性肺病和哮喘；

（4）糖尿病。

在第一章第二节中我们探讨了病因和危险因素之间的关系（提示一下,危险因素是指"个人的任何属性、特征或暴露程度,增加了患病和受伤害的风险"）。非感染性疾病有四种行为危险因素：

（1）吸烟。

（2）不健康饮食。

（3）缺乏锻炼。

[①] 传染病是由诸如细菌或病毒之类的传染性病原体引起的。

（4）过量饮酒。

我们要调整生活方式，控制每一种危险因素。通常会存在多种复杂的危险因素组合，比如不健康的饮食加上缺乏锻炼。

心血管代谢危险因素（"心"是指心血管疾病，"代谢"是指糖尿病等代谢性疾病）包括：

（1）血液中的胆固醇水平异常。

（2）高水平的甘油三酯。

（3）高血压。

（4）胰岛素抵抗或糖尿病。

（5）超重或肥胖[①]。

（6）代谢综合征（如果一个人至少有上述五种危险因素中的三种，则可诊断为代谢综合征）。

（7）高 C 反应蛋白（C 反应蛋白是血液中的一种蛋白质，其水平升高是身体炎症的标志）。

WHO 报告了全球五大死亡危险因素和每种死亡因素的占比。它们是：

（1）高血压（13%）。

（2）吸烟（9%）。

（3）高血糖（6%）。

（4）缺乏锻炼（6%）。

（5）超重或肥胖（5%）。

请注意，这五个死亡危险因素都包括在上述两个危险因素列表中。

除了选择良好的生活方式外，随着年龄增长，到初级保健机

[①]　通过身体质量指数和 / 或中心性肥胖进行测量。身体质量指数是通过将一个人的体重除以他们身高的平方来计算的。大腰围（男性≥101.6cm，女性≥88.9cm）是中心性肥胖的一种衡量标准。这种身材也被称为苹果型身材，与在髋部和臀部积聚脂肪的梨型身材相对应。苹果型身材人群比梨型身材人群更容易罹患心血管代谢疾病。

构进行定期体检对我们的健康也很重要。初级保健机构能筛查上述许多危险因素。多数发达国家也有很多癌症的筛查项目,如乳腺癌和结肠癌。恰当的体检和筛查可早期发现和治疗疾病。

然而,并不是所有情况都会随着年龄的增长而走下坡路。智慧、阅历和认知通常会随着我们年龄的增长而提高。幸福似乎遵循着一个 U 形的轨迹(也被称为"幸福曲线"),幸福感从年轻时开始下降,到中年时达低谷,然后在 50 岁左右再次上升。

> 一般来说,我们都希望长寿,但我们也希望有高质量的晚年生活。换句话说,数量和质量都想要。不管怎样,我们都会老去——但老去的方式可能是不同的。好的生活方式在预防上述所出现的老化问题方面可发挥重要作用。老去是不可避免的,但我们可以选择以何种方式老去。

第三节 痉挛型双瘫的老化

> 制订新目标和怀抱新梦想,即使年纪再大也不迟。
> C. S. Lewis

讨论成年人痉挛型双瘫时,需要认识到他们并非同质群体。首先,他们的年龄跨度从 20 岁至 80 岁以上不等。其次,在儿童和青少年时期的病情及治疗方式也存在差异。此外,他们在性格、主观能动性、决心、毅力及自我管理水平上也各有不同。

　　成年痉挛型双瘫患者从童年时期就开始患病,他们与身体健全的同龄人一样面临着老化问题。对于这些患者来说,成年后将会面临两个主要挑战:疾病的进展和老化过程。因此,成年痉挛型双瘫患者必须同时应对这两方面的困扰。值得注意的是,脑瘫患者比正常人更早、更严重地经历老化。

　　在本章中,我们将探讨脑瘫相关的继发损害,并提出预防或最小化这些损害的多种措施。

　　近十年来,儿童和青少年痉挛型双瘫的管理及治疗水平有了显著提升。举例来说,单次多平面手术已经取代了 20 世纪 80 年代及更早时候一年一次的"生日综合征"的手术方案。步态分析也在 80 年代早期开始应用,并引入了髋关节监测方案作为该病治疗的最新补充。此外,普通公众对许多健康问题的意识也有所提高,例如人们现如今对吸烟对身体的影响以及体育锻炼对健康的益处有了更清楚地认识。

　　与儿童和青少年一样,痉挛型双瘫不仅影响成人本身,还影响他们的家庭和身边的人。

　　我回顾了关于 GMFCS Ⅰ~Ⅲ级成人痉挛型双瘫的相关研究。由于对脑瘫患者老化方面的研究不足,需要考虑涵盖一些早期的研究。这些研究可能具有一定意义,但对即将进入成年期的脑瘫患者提供的信息有限。

　　从哲学角度来看,当你读到"近三分之一的成人脑瘫患者正遭受慢性疼痛的折磨"这样的文字时,不要悲观。你同样可以这么理解,"超过三分之二的患者没有慢性疼痛"。因为研究往往侧重于负面影响,所以读者需要认识到研究中未明确表述的积极面。

　　如果我们观察一组成年人的身体质量指数(BMI),会看到一个正态分布:有些人可能体重过轻,有些人体重正常,有些人超重,有些人肥胖。事实上,许多人都没有达到理想的体重并不意味着你也达不到。同样,当您在本章中阅读研究结果时,请将其作为信息参考而不是对自身的限制。

本节讨论了痉挛型双瘫患者随着年龄增长所面临的以下挑战:

(1)肌肉和骨骼衰退。

(2)移动能力。

(3)跌倒。

(4)骨折。

(5)疼痛。

(6)非传染性疾病及其危险因素。

(7)疲劳、抑郁和焦虑。

(8)生活质量和健康相关的生活质量。

(9)参与度。

(10)其他需求未满足的领域。

虽然这些挑战将分别阐述,但它们常是相互影响的。

(一)肌肉和骨骼衰退

第二章介绍了痉挛型脑瘫的原发性、继发性和三级畸形。第三章介绍了儿童和青少年期最佳的治疗方法,目的是在成年时期(骨骼停止生长时)保持良好的肌肉骨骼力线。如果在儿童和青少年期间未对肌肉和骨骼畸形进行矫正(或未完全矫正),可能会持续到成年期。肌肉和骨骼畸形可能进一步导致运动能力下降,以及成年期的疼痛、疲劳和其他问题。随着年龄的增长,会出现各种代偿(三级异常)以弥补肌肉力量不足和平衡能力的下降。然而,正如我们将在下一节中看到的那样,成年后仍然可以进行矫形外科手术来解决肌肉和骨骼问题。

成人痉挛型双瘫随着年龄增长所带来问题比正常人更多，例如：

（1）肌少症（骨骼肌质量和力量的下降）：对于痉挛型双瘫患者来说，维持肌肉质量和力量一直是一个难题。成年后，他们还会面临因为年龄增长而导致肌肉质量和力量下降的问题。青年痉挛型脑瘫患者的髋关节和膝关节伸展力明显较弱（低于正常水平的75%）；而年轻的痉挛型脑瘫患者（平均25岁）的跖屈肌力约比同龄正常人低50%，比70岁以上老年人低35%。

（2）骨关节炎（关节软骨破裂）：经年龄校正后成人脑瘫患者的关节炎患病率（31%）明显高于没有脑瘫的患者（17%）。

（3）骨质疏松症（骨量流失较正常同龄人多）：与正常同龄成年人相比，患有脑瘫的成年人骨质疏松症（和骨关节炎）的发生率更高。

（二）移动能力

室内独立移动能力（独立行走或使用辅助设备移动）是实现生活自理的重要条件之一。2014年的一项综述描述到，随着时间的推移大约25%的脑瘫患者出现了移动能力下降。首要表现为步行能力差、双侧（而非单侧）运动损伤。年龄大以及严重的疼痛、劳损，是导致步态异常的高危因素。成人脑瘫患者出现步态异常的时间早于正常同龄人。

患者自评报告中认为，导致成年期行走能力下降的因素包括平衡问题、疼痛、痉挛加重、肌力下降、关节挛缩或畸形、僵硬、疲劳、膝关节问题、跌倒所致骨折、跌倒焦虑、体能和耐力下降。成年期行走能力下降的原因和青少年时期是不同的（我们在第二章第九节中探讨了青少年时期步态下降的原因，包括随着儿童的成长而出现的不匹配的力量-质量比）。

研究发现，经常参加运动的人移动能力下降的风险更低。步态异常与缺少运动密切相关。换句话说，移动能力和体育运动息息相关。有学者认为,脑瘫等致残疾病经常引起"恶性循环"(丧失适应能力):脑瘫导致身体功能异常,身体功能异常导致体力活动进一步减少,活动减少又导致机体功能的不断下降。上述这些说明了在成年期持续保持体力活动是非常重要的。

另有研究表明,GMFCS Ⅰ级和Ⅱ级患者步行能力丧失的风险较低,通常60多岁时还可以继续行走。成人中脑瘫患者的步行能力下降有两个重要时间节点:第一个节点大约在20~25岁,这个时期影响因素通常是在社区、工作场所、学校无法跟上同龄人步伐,以及逐渐出现蹲伏步态;第二个节点大约在40~45岁,主要存在劳损、疼痛,可能与关节功能退化有关。

成年期保持移动能力可能需要使用移动助行器辅助。

（三）跌倒

痉挛型双瘫会影响平衡能力,特别是后方平衡。虽然成年脑瘫患者可能已经"学会"如何安全跌倒以及自我保护策略,但跌倒还是会带来很多社交尴尬。此外,由于各种物理原因（如身高、体重）,在摔倒时成年人比儿童更容易受伤。研究发现,56%的痉挛型双瘫成人在过去1个月中至少跌倒一次,81%在上一年中跌倒超过5次。

虽然随着年龄增长,正常人的跌倒风险也会增加,但较脑瘫患者会来得更晚。对于年龄较小且不使用辅助移动设备的脑瘫患者,跌倒的发生率可能会更高。

> 具有讽刺意味的是,在我写这一节内容的时候,Tommy刚刚摔了一跤。他后仰摔倒,头撞到了玻璃咖啡桌上,脑袋都磕破了。由此造成的切割伤需要在医院急诊室进行缝合。跌倒仍然是Tommy面临的一个挑战。值得庆幸的是,他意识到了这些风险,并采取了预防措施——走楼梯或过马路时特别小心。

（四）骨折

最近的一项研究发现,成年脑瘫患者骨折的发生率为 6%,高于非脑瘫成年人的 3%。

（五）疼痛

研究报道,成年脑瘫患者比普通人群更易出现疼痛,两个人群的疼痛患病率分别为 28% 和 15%、75% 和 39%,以及 44% 和 28%(疼痛有不同定义:每天疼痛、持续 1 年及以上或持续超过 3 个月的疼痛)。

疼痛分急性疼痛和慢性疼痛,有很多原因可导致疼痛,会影响身体和心理健康,也可能导致体力和注意力下降,同时可能会影响睡眠,从而导致疲劳,并进一步加剧疼痛。疼痛也是影响生活质量的一个重要原因。

（六）非感染性疾病及其高危因素

大量证据表明,与普通人群相比,成年脑瘫患者非感染性疾病及其高危因素的发生率更高。2002—2010 年美国成年脑瘫患者和非脑瘫患者年龄校正后的患病率,见表 4-3-1。成年脑瘫患者 8 种常见慢性病的患病率较高。这就可以理解为什么成年脑瘫患者关节疼痛和关节炎的发生率更高,而其他疾病与脑瘫没有直接联系。然而,正如我们看到的,脑瘫导致的活动能力下降会引起适应能力下降。由于活动度和适应能力低下,糖尿病、高血压和心血管疾病的发病率会上升,因此脑瘫患者患这些疾病的风险会增加。有趣的是,在本研究中,49% 的成人脑瘫填写的身体残疾程度为"无"或"轻微"。

表 4-3-1   成人脑瘫患者和非脑瘫患者患慢性疾病校正年龄后的患病率

慢性疾病	脑瘫患者	非脑瘫患者
糖尿病	9%	6%
哮喘	21%	9%
高血压	30%	22%

续表

慢性疾病	脑瘫患者	非脑瘫患者
其他心脏疾病	15%	9%
脑卒中	5%	2%
肺气肿	4%	1%
关节疼痛	44%	28%
关节炎	31%	17%

英国最近一项研究发现,成年脑瘫患者因循环和呼吸系统疾病导致死亡的风险增加。另一项研究发现,与轻度脑瘫(GMFCS Ⅰ级)相比,中度脑瘫(GMFCS Ⅱ、Ⅲ级)患心血管疾病的风险更高(具体指标为腰围、腰臀比、胰岛素水平、血压)。作者推断运动能力是影响患病风险的关键因素,并再次强调了身体活动的重要性。

（七）疲劳、抑郁和焦虑

1. 疲劳　疲劳是指"由精神或体力消耗或疾病造成的极度倦怠",症状包括自觉疲倦、劳累、虚弱或缺乏能量。研究发现,与普通人群相比,成年脑瘫比正常成人疲劳程度更明显,包括心理疲劳。此外,与轻度或重度脑瘫患者相比,中度脑瘫患者疲劳发生率更高,这表明他们可能需要付出更多努力来跟上其他人的步伐。研究还发现蹲伏步态与疲劳两者相关性明显。研究表明,体力活动和良好的体重管理对预防和减轻成年脑瘫患者的疲劳度至关重要,这与早期的研究结果一致。

2. 抑郁　抑郁是一种常见且严重的情绪障碍,可能出现一系列严重的症状,影响个体的感觉和思考,同时可能影响日常生活,如睡眠、饮食和工作。抑郁症的体征和症状包括持续的悲伤、焦虑或"空虚"的情绪;绝望或悲观的感觉;易怒;还有内疚感、无价值感或无助感。这些症状如果出现两周以上就可以诊断抑郁症了。在荷兰,成年痉挛型双瘫患者,抑郁症的患病率要高于普通人群（25%；12%）。然而，美国的一项研究发现，两组患者中抑郁症的发病率均为 20%，并无差异。

3. 焦虑　偶尔的焦虑是生活的一部分。当你在工作中、考试前或做重要决定之前遇到问题时，你可能会感到焦虑。但焦虑症不仅仅是暂时的担忧或恐惧，对于一个患有焦虑症的人来说，焦虑不会消失，并且随着时间的推移会变得更糟。这些症状可能会影响日常生活，如工作、学习和社交。研究发现，成年脑瘫患者焦虑风险高于非脑瘫患者。

（八）生活质量和健康相关生活质量

生活质量和健康相关生活质量是两个不同的概念。

1. 生活质量　生活质量（quality of life，QoL）定义：个体在其所生活的文化和价值体系背景下，对其在生活中的地位的感知，并与他们的目标、期望、标准和被关注度有关。关于成人脑瘫生活质量的研究非常少，且现有的研究并不明确。可以肯定的是，成人痉挛型双瘫患者生活质量较普通人群低。针对青少年和青年患者的长期研究发现，无论他们是否接受过手术，生活质量是相似的。

2. 健康相关生活质量　健康相关生活质量（health-related quality of life，HRQoL）被定义为因健康状况而影响一个人的幸福感。人们会因慢性病影响他们身体和／或心理状态而使健康相关生活质量降低，但是他们仍然可能因为对自己的生活很满意而拥有较高的生活质量。换句话说，在生活质量的认知构成中有超越健康因素的部分。研究表明，脑瘫患者身体功能方面的健康相关生活质量较低，但心理方面并不一定低。一般情况下较高的自我效能感（更愿意付出努力以实现目标）会有较高的健康相关生活质量。

（九）参与

参与是指介入具体的生活情景中，是 ICF 所确定的三个人类功能的水平之一（在第一章第四节中提到）。参与受限是个体在生活中遇到了问题。就业、婚姻状况和养育子女是评价社会参与情况的一些关键指标。

1. 就业　就业之所以重要，原因是多方面的，包括经济独立、社交需要、自尊和自我价值实现等，同时就业对将来的医疗保健和退休成本提供保障。研究表明，与普通人相比，荷兰痉挛型双瘫患者就业率为 68%[①]，而普通人为 77%。荷兰另一项研究也报告了类似的数据。挪威的一项研究显示，45% 的双瘫患者收入来源为工资收入[②]。加拿大的一项研究表明，26% 的脑瘫患者[③]在就业，但他们大多数经济状况"不稳定"。美国健康倡议健康人群 2010 的一份综述报告指出，1997—2008 年，18~64 岁残疾成年人的就业率从 43% 下降到 37%。需要通过研究和制定相应政策来清除就业障碍，为脑瘫患者提供就业便利。

2. 婚姻状况　婚姻状况是描述一个人的家庭情况，包括单身、同居、结婚、离婚和丧偶。一项研究发现，在荷兰约有 27% 的痉挛型双瘫患者为结婚或与伴侣同居状态，而普通人群为 70%。挪威的一项研究中，43% 的双瘫患者为已婚（没有与普通人群进行比较）。加拿大一项研究报告称，83% 的双瘫患者为单身，52% 与父母同住。然而，美国一项大型研究发现，脑瘫患者的婚姻状况与非脑瘫患者的没有显著差异。

3. 养育子女　一项研究发现，痉挛型双瘫中有 11% 的人会养育子女，而普通人约为 50%。另一项研究发现，与健康同龄人相比，年轻脑瘫患者的恋爱和两性经验较少。该研究指出，参与集体活动和创造约会机会可以帮助脑瘫青年发展恋爱关系，同时增加性的活跃。进一步的研究发现，脑瘫青年在性方

---

① 有竞争性的行业占 54%，收容行业占 14%；93% 为 GMFCS I ~ III 级。

② 定义为收入占比超过 20%；85% 为 GMFCS I ~ III 级。

③ 工作未定义；64% 为 GMFCS I ~ III 级。

面可能会遇到各种困难或挑战。

以上是社会参与的指标,总体来说,脑瘫患者的参与度较低。研究发现,通常拥有更高的自我效能的患者会有更好的社会参与度。社会参与非常重要,这个领域需要更多的研究,特别是在参与受限方面。

（十）其他需求未满足的领域

年轻脑瘫患者最多未得到满足的领域是医疗信息的获取（79%）,其次是移动便利性（66%）和医疗保健可及性（66%）。医疗信息主要包括脑瘫的病因、并发症、结局等。研究者指出,尽管父母可能会了解到这些信息,但他们可能没有充分告知子女,让他们处于信息缺乏的状态。此外,关于脑瘫的问题可能会随着他们在青春期和成年期的需求变化而改变。其他研究也报告了在向成年过渡期间,此类信息的缺乏情况,强调需要一本涉及成年脑瘫的书籍及更多关于成人脑瘫的研究。

强有力的证据表明,成年痉挛型双瘫比健康人群更容易出现健康问题,而且出现问题的时间更早。随着年龄的增长,所面临的问题也越多,包括肌肉骨骼功能下降、移动能力、跌倒、骨折、疼痛、非传染性疾病和风险因素、疲劳、抑郁、焦虑、生活质量、健康相关生活质量和参与度。这些领域涵盖了 ICF 的所有层面。我们将在下一节中看到,仍然可以采取许多措施来预防、减少或处理这些问题。然而,由于成人脑瘫的专业医疗服务有限,他们对自己的健康和幸福需要付出更多的努力。

最后,尽管脑瘫的最新定义很贴切,但我不确定它是否充分警示了成年后可能出现的继发性损伤。有学者曾这样指出:虽然脑瘫的定义主要描述儿童时期的情况,但并不意味着成年期不会出现其他问题。

第四节　成人期痉挛型双瘫的管理策略

胆怯还是勇敢，
无论哪种是我们的生活方式，
都将成为我们的生活。
Seamus Heaney,《挽歌》
对自己的事业保持兴趣，
无论它多么平凡。
时运有跌宕起伏，
只有事业握在手中。
Max Ehrmann,《欲望世界》

本章将讨论成年期痉挛型双瘫的管理和治疗。具体包括：

（1）为成年脑瘫患者提供的医疗服务。

（2）治疗。

（3）家庭训练计划。

（4）成年脑瘫患者如何帮助自己。

（一）为成年脑瘫患者提供的医疗服务

文献中普遍认为，针对成年脑瘫的医疗保健服务是极其有限的。对比儿童，成年脑瘫的医疗保健需求更加复杂，像针对脑瘫儿童和青少年建立的多学科照护团队在成人中是没有的。这种情况在许多国家存在，包括挪威、荷兰、美国、爱尔兰、德国、加拿大等。非常不幸，成年脑瘫医疗保障系统不成体系，支离破碎。

在 2009 年一次关于治疗和预防成年脑瘫继发疾病的研讨会中，有报告指出，儿童医疗机构应扩大其服务范围至成年人。他们引用了吉列儿童专科医疗中心提出的终身护理模式[①]。吉列为在儿童时期开始患有某些疾病的青少年和成年人提供终身专业护理。但它只是一家护理机构，并不会对后期出现的疾病提供终身治疗[②]。

对于成年脑瘫，健康监测包括三个组成部分：

（1）急性健康问题（例如感染）。

（2）生活方式的健康风险。

（3）与脑瘫相关的继发性损伤。

前两个部分也适用于老年人，而第三个部分专门针对成年脑瘫。

据文献报道，医疗保健机构常将成年脑瘫的所有症状和问题归咎于脑瘫本身。我们听到太多来自成年脑瘫的事，例如腹痛被认为是"脑瘫"的并发症，而实际上他们可能患有原本可治疗的克罗恩病或胆囊疾病。因此很重要的一点是，不要把所有症状都归咎于脑瘫，有可能存在其他原因。

所有健康或身患残疾的人都应该定期体检和进行疾病风险筛查（例如癌症、骨健康和性传播疾病），每年应至少进行一次体检。研究发现，许多成年脑瘫没有得到很好的体检和筛查。几乎可以肯定的是，我们对成年脑瘫研究不足、筛查不足和

---

① Gillette Phalen 诊所是一家终身门诊诊所，面向 16 岁及以上的人群，专家可以为他们曾经治疗过的儿童提供成人护理（Gillette Phalen 诊所以前称为 Gillette 终身专业医疗保健中心）。

② 这与未成熟和成熟大脑的损伤有关。

诊断不足。

由于痉挛型双瘫患者患骨质疏松症的风险更高,因此需要注意骨健康。建议成人脑瘫患者每年至少进行一次骨骼健康评估(包括病史、询问生活方式、营养状况和影响骨骼健康行为的评估,如新发骨折或影响骨骼健康的药物),并进行适当的实验室检查和影像学检查。每3~5年监测一次骨密度。

值得欣慰的是,在过去的三十年中,成人脑瘫的医疗保健得到了很大的改善。当然,以后会更好。

（二）治疗

成人脑瘫治疗或干预的目标是融入和参与到社会中去。目标包括最大程度地降低身体结构和功能的损伤,防止继发性损害,改善活动和参与。

我们在第三章介绍了痉挛型双瘫的不同治疗方法,故在此不再赘述。我们将关注这些治疗到成年期会怎么样。在规划治疗方案时,设定合理的功能目标是很重要的。值得注意的是,成年后的治疗目标可能与儿童有所不同。

1. 物理治疗和作业治疗 物理治疗和作业治疗作为医疗照护事件[①],在成年期仍然非常重要。有学者总结了成年脑瘫治疗的重点如下:"维持工作,人际关系,生育。此外,还需要对疼痛、关节损伤、日常活动能力,以及健身、娱乐活动进行监测和干预。"

以下为针对成人脑瘫的医疗照护事件示例。在这些示例中,治疗师的主要工作是预防和提供指导,而不是提供治疗。

（1）平衡、步态、力量训练和家庭治疗计划指导。

（2）跌倒风险评估。治疗师需要评估跌倒原因,并提供加强平衡相关的指导以预防跌倒。还可以提供适当的辅助器、矫形器和鞋类的指导,以预防跌倒。

---

① 指一段治疗期(按适当的频率)及随后停歇,即间歇治疗。

（3）疼痛宣教和减轻疼痛指导。许多研究表明,疼痛宣教可以大大减少慢性疼痛。

（4）提供合适的训练或工作姿势建议。例如,通过更改键盘角度或椅子/桌子的高度以获得最佳姿势。

（5）驾驶评估。评估驾驶能力,包括车辆改装以独立驾驶。

（6）提供身体保护和强化训练的指导,预防过劳性损伤,例如在过度或不当使用手动轮椅时会出现继发性损伤(电动轮椅可以解决过劳性损伤的问题)。

（7）移动能力评估。治疗师可以提供评估和培训,以便在家中、工作中和社区中尽可能地保持独立。

（8）提供设备选择建议。帮助选择不同类型的设备;例如,步行器或其他步态辅助器可用于保持安全步行和预防跌倒,手动或电动轮椅可用于长距离行驶,以及提供安全淋浴的浴室设备。

（9）推荐家庭环境改造(例如添加扶手、移除活动的地毯或改造照明开关)。

关于移动能力有如下建议:

（1）辅助移动设备只是“工具”,可选择多种“工具”达到最大获益。例如,步行器或轮椅可以在远距离移动时使用,也可在特定环境中或感到疲劳时偶尔使用。需要选择适合自己需求的移动辅助设备。是否使用不是“全或无”的。

（2）拐杖不仅仅是“支持物”——移动辅助器可帮助他们更好地参与日常生活活动。

（3）决定使用移动辅助器迈出的是积极生活的一步而不是消极的一步。这可以实现更多的社会参与度,减少疼痛和疲劳。轮椅或电动代步车可以帮助脑瘫患者节省耗能,更有精力与同龄人交往和/或更多地参与学校或工作活动。专家指出:

　　在有需要的时候间歇性使用轮椅是一个积极而不是消极的决定。因为其不仅可以减轻疼痛和疲劳,还可以提高主动性和自尊心,避免了患者笨拙地试图走路而带来的痛苦。

　　(4)移动辅助设备可以预防跌倒、躯干不稳,或肢体过度代偿。长期看,它可能有助于缓解随着年龄增长而出现的肌肉骨骼异常和疼痛。

　　(5)成年脑瘫患者常在夜里躺在床上思考第二天将要走的路线。他们不得不在走路这件事上耗费很多精力。

　　(6)移动辅助设备的设计随着时间的推移而改进。例如,轮椅的设计和功能近年来得到了很大的改善:现代轮椅更小、更快、设计更合理,此外,还有运动轮椅的出现。

　　(7)移动辅助设备还可以包括使用平衡犬。助行犬(或服务犬)是穿戴特定的挽具或手柄经过特殊训练的犬,可以将犬和挽具作为步态辅助器或其他必要任务的辅助。这些犬还知道如何抬高背部,以便在人跌倒或在地上时可以靠着其起身。照顾犬需要很多额外的工作,但它们也可以作为情感支持动物,通常认为比步态辅助器更能被社会接受。犬也是社交中很好的破冰者。

　　2. 降低肌张力　降低肌张力的方法包括口服药物、肉毒毒素注射、苯酚注射、鞘内注射巴氯芬和选择性脊神经后根切断术。一项随机对照试验发现,虽然肉毒毒素注射并不能改善成年脑瘫患者的步态或健康相关生活质量,但可以在短期内缓解肌肉僵硬和痉挛。选择性脊神经后根切断术在儿童中的应用比在青少年或成人中更为频繁。一项针对21名成年痉挛型双瘫患者的研究得出如下结论:对于药物治疗无效且存在相应适应证的患者来说,选择性脊神经后根切断术是一种理想的选择,尽管该研究是迄今为止接受选择性脊神经后根切断术治疗的痉挛型双瘫成人中数量最多的,但作者仍指出,需要更多的研究来支持这一观点。成年脑瘫患者接受选择性脊神经后根切断术术后的康复效果比儿童慢；我们将在下面"矫形手术"部分更详细地讨论。

3. **矫形手术**   矫形手术可以解决成人单个或多个肌肉骨骼问题。在成人中可以进行多平面手术。虽然双侧手术通常在儿童中一次完成，但在青少年和成人中可以依次进行，即一次做一侧，这种方法更有利于康复。因为术后允许一侧承重，更具功能性。矫形手术中关节置换能解决退行性关节疾病，可以进行单独手术或作为多平面手术的一部分。

与儿童相比，成人手术后（任何类型）恢复时间会更长，因为成人愈合速度较慢，而且他们的生活通常比儿童更忙碌。儿童可以依赖于他们的父母，在单次多平面手术之后，他们的需求可以通过他人的帮助来得到满足。但成年人却不行，由于康复需要相当长的时间，恢复初期，成人可能会在康复与工作、照顾家人和其他责任之间进行权衡。

对于独立的成年人，多平面手术后面临最大的问题包括不能独立、无法照顾其他人（如子女或配偶）和失去收入，甚至有家不能回（例如，没有人照顾他们）。如果回不了家，他们该去哪里？他们不能立即去康复机构，因为无法负重。养老院通常是一个选择，但这也并非理想场所，因为成年人通常与养老院中的老年人没有太多话题。过渡病房（transitional care units, TCU）也是一种选择：过渡病房通常是为那些有医疗需求但是又没到急性住院条件的人设置的。

有报道称：与年幼的儿童相比，青少年和成年人多平面手术后的恢复困难会呈"指数级"[①]增加，并且更容易出现焦虑、抑郁和功能退化。

除了与年龄相关的术后恢复时间差异之外，成人脑瘫手术

---

① 严格地说，"指数级"意味着 10 倍。

（例如,膝关节置换手术）术后恢复的时间也可能比普通同龄人更长。这一点很重要,因为他们可能期望有与其他同龄人一样的恢复期。

多平面手术被认为是一种安全有效的手术方法,可以改善痉挛型双瘫和那些在儿童时期接受过单次多平面手术者的步态（该结论为术后两年的短期效果）。长期的跟踪研究表明,全髋关节置换术对于严重退行性关节炎的患者是安全有效的,即使年龄只有30岁的成年人,随着时间的推移,超过90%的患者可以缓解疼痛及改善功能,而且置换后的髋关节磨损是很小的。

由于研究资金有限,关于脑瘫成人的研究结果很少。治疗成人脑瘫的医疗专业人员,必须依靠他们的临床技能和经验,而不是研究结果。

4. 家庭训练计划　本节需要与第三章第四节一起阅读。针对脑瘫青少年的家庭训练计划细节,同样适用于成年脑瘫患者。

对于成年脑瘫患者,家庭计划的五个要素与儿童和青少年是相同的,只有一些小的差异:

（1）治疗师布置的"家庭作业"（在接受治疗时）。

（2）穿戴矫形器（在需要时）。

（3）牵伸（整个成年期）。

（4）运动和体育活动（整个成年期）。

（5）姿势管理（整个成年期）。

家庭计划的前两个要素（治疗师布置的"家庭作业"和穿戴矫形器）只在特定时期适用。后边的三个要素（牵伸、运动和体育活动、姿势管理）是需要始终贯穿于成年脑瘫患者生活中的。

以下是一些针对成年人的观点:

在童年和青春期,为了使肌肉生长与骨骼生长速度保持一致,每天需要按照必要的牵伸时间进行持续拉伸,直到 20 岁左右骨骼生长停止为止。在成年期,牵伸的原因与健康人相同:保持肌肉的柔韧性,维持关节活动在合理范围并避免受伤。在日常生活中,即使是健康人也很少能完成全范围关节活动度。一项针对成年脑瘫的研究发现,髋关节屈曲不足及关节活动范围降低可能会增加腰痛的风险。推荐健康人和脑瘫患者每周进行两到三次的牵伸锻炼。

世界卫生组织指出,定期参加体育活动可以降低很多疾病的风险,包括冠心病和卒中、糖尿病、高血压、结肠癌、乳腺癌和抑郁症等。

此外,体育活动是能量消耗的关键决定因素,因此对于能量平衡和体重控制至关重要。强有力的证据表明,与正常人相比,脑瘫患者在整个人生过程中参与的体育活动较少,更多时间处于久坐状态。研究表明:

(1)成年脑瘫患者在整个成人期都能保持身体的协调能力和柔韧度,归功于规律的身体活动、参与,以及力量、平衡性和整体健康。

(2)坚持参加体力活动的成人脑瘫患者运动能力下降的风险较低。步行能力退化与不参加运动有很强的关联性。

推荐的脑瘫患者锻炼和身体活动要求详见表 3-4-1,总结如下:前四项与儿童和青少年的要求相同,第五项神经肌肉运动训练是成年人的新增项目。

(1)有氧运动(心肺运动)。

(2)抗阻(肌肉强化)运动。

(3)每天进行中等强度至剧烈的活动。

(4)避免久坐不动。

(5)神经肌肉运动训练(平衡、敏捷性和协调性训练):对所有成年人都很重要,而不仅是对脑瘫患者。这种训练对成年脑瘫患者避免跌倒尤其重要。治疗师建议给出适合的神经运动训练的项目。

总之,脑瘫患者的家庭计划要素与儿童和青少年相同,但有两个例外:

(1)成年期肌肉牵伸的原因不同于儿童期。

(2)神经肌肉运动锻炼在成年期是额外的要求。

最后,值得关注的是,残奥会运动员证明,脑瘫并不妨碍人们达到很高的健康和技能水平。

痉挛型双瘫成人如何自我管理

我考虑良久,阅读了大量关于成年痉挛型双瘫老化问题的文献后,我向Tommy(现在独立生活)提出了以下建议,帮助他在老化过程中最大限度地保持健康和功能:

(1)尽可能了解痉挛型双瘫以及可能随着年龄增长而带来的问题,做好预防工作。

(2)遗憾的是,成人脑瘫的医疗服务非常有限。我鼓励你建立自己的团队,而不是等待成人脑瘫服务逐步完善。正如我们在第三章中看到的那样,认识到患者是团队中最重要的成员是非常关键的。你需要组建自己的护理团队,找到并联系为成人脑瘫提供服务的机构。你所在的地区可能没有这样的机构,但要花时间来研究最佳的办法。物理与康复医学专家能够帮助你预防并处理可能出现的问题。在当地尽量找到一位了解脑瘫的初级保健医生进行常规体检。寻找一位物理治疗师和/或作业治疗师(同样,最好找一位有与脑瘫患者合作经验的治疗师),如果需要支持,他们将能够支持你。

(1)坚持运动和完成体力活动计划是自我护理的重要方面。这是每个人必须为自己做的事情。从功能的保持到循环代谢再到预防继发损伤,运动和体力活动有多方面的好处。可将运动和体力活动视为一种疗效惊人且免费的药物（如果人们这样想,会有多少人"服用"它?）,"运动即是良药"的理念是自古以来就被公认的。

（2）充足的休息很重要。成年痉挛型双瘫患者的行走要比健康人更具挑战,此外,运动和体力活动需要耗费大量能量,因此在活动和休息之间达到完美的平衡是非常重要的。

（3）健康的饮食,包括充足的水分摄入,对于健康人和残疾人都很重要。如有需要,可以向专业人士寻求饮食建议。超重对任何人都是不利的,对于成年痉挛型双瘫患者来说更是如此。管理体重不仅有助于减少患慢性疾病的风险,还有助于保持肌肉骨骼健康,并维持步行能力。由于肌肉萎缩且力量较弱,因此痉挛型双瘫患者不能承受过多的体重。时刻关注你的身体质量指数和向心性肥胖很重要。尽量保持身体质量指数在合理范围内,并将腰围控制在推荐范围内。一台体重秤和一个卷尺就足够监测这些指标了。监测这两个指标都是有价值的,因为有些"正常"身体质量指数的人仍然也会有不健康的体脂水平。最后,关于饮食要记住,老年人需要更多的蛋白质。阅读食品标签并注意所吃食物中的蛋白质含量。要达到推荐的蛋白质摄入量,可能需要付出一些努力。

（4）预防,预防,再预防。将痉挛型双瘫的护理视为牙齿护理。每天刷牙、使用牙线,并定期拜访牙医或牙齿保健师是预防龋齿的最佳方法,但即使这样做仍可能会出现龋齿,这时牙医可以帮你解决问题。结果可能不会很完美,但问题是可以解决的。采取同样的方法来管理痉挛型双瘫的老化,了解可能出现的问题并努力预防或弱化它们。花时间预防通常比花时间处理问题效果更好。但是,如果真出现了问题,就需要求助医疗专业人员了。

（5）管理健康，自己是"第一责任人"，别人是帮不了你的。我们可以请人打扫房屋、为搬家打包物品、遛狗，并代管生活中的许多事情，但我们不能请人代替我们步行、骑自行车或游泳。我们必须时刻关注自己的健康、身体质量指数和心血管健康，在出现异常时可以请专家帮助并提供有价值的指导，但他们不会时刻关注我们的健康状况。

（6）所有成年人都应努力保持参与社会活动的能力。

（7）一些对于青少年时期的提示（第三章第十节）在成年后仍适用，在此不再赘述。

一句谚语："无论年纪多大，你都可以设立新目标或拥有一个新梦想。"

尽管 Tommy 已经做了很多事情让自己过的幸福（例如就业、营养和社交生活），但他认为提高运动能力也很重要。23 岁时，他因背痛前往诊所接受物理治疗。在进行密集的物理治疗和家庭锻炼后，疼痛得到了缓解。因此，他决定每年定期前往该诊所进行预防性治疗。他把这看作是对汽车进行年度保养一样。他还在他所在的地方，注册成为一名初级医疗服务咨询者。

第五节　要　　点

（1）痉挛型双瘫患者的寿命相对正常。脑瘫儿童/青少年和脑瘫成人的比例约为 1∶3。

（2）近几十年来，痉挛型双瘫儿童和青少年的管理及治疗有所改善,这也对他们成年后的生活状况也产生了积极的影响。

（3）成人脑瘫的研究只占脑瘫研究预算的一小部分。

（4）针对成人脑瘫的医疗服务通常非常有限。对于脑瘫成人而言,他们的需求越来越复杂,但是在儿童和青少年期存在的多学科照护团队不再存在。幸运的是,这种情况在逐步改善。

（5）痉挛型双瘫患者进入成年后骨骼停止生长,症状会稳定下来。在成年后,保持一定的体力活动,可以延缓老化。然而,痉挛型双瘫成人可能会出现各种继发性损伤。

（6）继发性损伤不应与继发性畸形混淆。

（7）对于患有痉挛型双瘫的人来说,进入成年后就像两条道路汇合:成长过程中的挑战与普通老化的挑战相遇。痉挛型双瘫成人必须同时应对这两种挑战。与没有这种病症的人相比,老化问题很可能在脑瘫成人中更早地发生且更为严重。

（8）成人脑瘫干预的目标是促进参与和融入主流生活的能力。其目标包括使身体功能和结构上的障碍最小化,预防继发性损伤(例如骨折),并优化活动和参与能力。

（9）研究表明,痉挛型双瘫成人在肌肉骨骼退化、活动能力下降、跌倒、骨折、疼痛、非传染性疾病及其高危因素、疲劳、抑郁、焦虑、生活质量、健康相关生活质量和参与能力等方面比一般人群更容易出现问题,这些问题往往相互关联。

（10）在整个成年期,体重管理都非常重要。

（11）对于患有脑瘫的成人,需要监测三个不同的健康组成部分:急性健康问题(如感染)、生活方式的健康风险,以及与脑瘫相关的继发性损伤。建议找到一位物理与康复医学专家以及一位初级保健提供者进行定期体检。

（12）对于有需求的患者,物理治疗和作业治疗等治疗方法、矫形器、肌张力减轻和骨科手术在成年期仍然有用。然而,在成年期,治疗的具体目标可能与儿童期不同。

（13）物理治疗和作业治疗服务在许多方面可以为痉挛型双瘫成人提供帮助和指导。

（14）家庭计划的重要性不言而喻。它是脑瘫成人生活中的恒定因素。家庭计划包括治疗师开具的"作业"、佩戴矫形器、拉伸、运动和体力活动,以及姿势管理。

（15）与儿童相比,成年人生活忙碌且术后恢复速度较慢,因此在任何类型手术后的康复更为漫长。对于脑瘫患者来说,同一种手术（例如,膝关节置换手术）术后的康复比正常人需要更长的时间。

（16）制订成年期的治疗计划时,设定现实的功能目标很重要。

第五章　与痉挛型双瘫共存

在本章中,我们分享了关于痉挛型双瘫如何影响生活的故事。每个故事都是独立撰写的,但有趣的是它们都有相似之处。

Geraldine, Joseph（9 岁）的母亲

在整个怀孕期间,我和我丈夫都觉得一切很美好,我们迫不及待地盼望着宝宝早日降生。虽然超过预产期一周他才出生,但整个分娩过程都很顺利。在他出生的第二天,我就办理了出院,并对这个可爱的男孩倾注了所有的爱。距离我们孕育第一个女儿已经过去了 19 年,能再拥有一个孩子真是太幸运了。

度过大约一个星期相对幸福的生活后,我们的生活发生了天翻地覆的变化:Joseph 开始没日没夜地哭泣,每天只睡 4~6 小时,并且只能在我们身上入睡。这种情况持续至将近 18 个月到 2 岁之久。

回想起来,我们当时曾经尝试找出导致他哭泣的原因,如肠绞痛和食物不耐受等,但这些都没有缓解他持续哭泣的情况。当 Joseph 无法自己坐起来的时候,我意识到事情可能有些不对劲,但我希望他的发育只是因为哭而受到了影响。作为一名在智力和肢体残疾领域工作了 20 年的护士,我充满了恐惧和不安,担心可能发生在自己身上的事情。后来一位资深物理治疗师证实了我的猜测:Joseph 患有脑瘫,是痉挛型双瘫。记得当时我差点晕过去了。几天后,我开始全面行动:请护工照顾 Joseph,并让他接受物理治疗。

我为我曾经梦想和盼望了那么久的健康宝宝感到心碎,但我还是全心全意地爱着这个小男孩。这些是非常对立和具有挑战性的情绪,在我感到不堪重负和非常疲惫的时候,很难独自消化这些情绪。

当 Joseph 两岁时，我试图寻找互助组织，因为我非常渴望与其他处境相同的父母见面——他们的生活也彻底被颠覆了。当时并没有这样的组织，所以我在网上搜索了关于这个疾病的信息、治疗方法和支持资源，建立了这样一个互助组织。

接受了脑瘫这个诊断的事实后，最具挑战性的一点是在你自己感到无比脆弱和敏感时，还要担当起照护孩子的责任。你会发现自己正在面临着一场艰苦的斗争，需要争取资金为孩子购买必要设备和 / 或聘请特需助理。

一切都发生的猝不及防，我们经常毫无准备，比如当 Joseph 生病或者经历一段快速生长后肢体功能出现倒退：没有人告诉我们会发生这种情况，我们也不知道接下来怎么办。有很多因素会影响我们的感受，比如跟他的同龄人相处，看着他们达成新的发育里程碑。我想知道为什么这种事情会发生在我儿子身上。

Joseph 经常感到疼痛，这是他诸多症状中最具挑战性的方面之一。疼痛是由于肌肉痉挛引起的。Joseph 个性活泼，会有很多疯狂的动作。这给他的身体造成了严重的影响，因为他总是超越身体的极限，因此疼痛便成了家常便饭。2016年 4 月，由于接受了选择性脊神经背根切断术后，这些问题成为了过去式。

在早期，不间断的就诊、干预、物理治疗，以及购买座椅和辅助设备，让人筋疲力尽。作为父母，我们扮演了治疗师和家长两个角色，这二者之间很难平衡。然而，一路走来，我们学会了很多技能，并且这些技能对生活的各个领域都有帮助。

残疾，对我来说，感觉就像进入了一个地球以外的世界。在这个世界里，我被深深地改变了。这种体验就像戴上了新眼镜。虽然人们可以告诉你另一个世界是什么样子，但除非你亲身体验过——也就是戴上新眼镜——否则你无法理解那究竟是怎样的一种感受。

Joseph 教给了我很多。最让我感动和钦佩的事情是他从未表现出受到任何限制的样子——他相信只要下定决心就能做到。他教会了我这样的生活方式,我过去面对新挑战时,看到的往往是各种各样的阻碍。

Joseph 触动了每一个他遇到的人的生活。身体残疾对于我们遇到的其他人来说是一个巨大的挑战,但 Joseph 始终是一个热情、友好、乐观的男孩,积极面对各种挑战。

回顾过去,我觉得做好长期作战准备非常重要。在最初的几年里,我们花费了大量的积蓄在治疗上,寻找治愈方法和试图找到可以"修复"Joseph 的人。我们没有意识到,对我们和 Joseph 来说,真正的治愈是接受他原本的样子,并为他提供尽可能多的机会,让他在这个世界上展翅飞翔。

我想总结一下,有一个患有痉挛型双瘫的孩子,我感到很幸福,很有挑战性,也很荣幸。

Joseph

作为一个患有痉挛型双瘫的男孩是很不容易的。

当我还小的时候,我就希望自己能更加独立,特别是在家里。三年前,在利兹做了脊柱手术后我的身体变得越来越强壮,也让我更有可能实现这个愿望。对此,我感到非常高兴,因为一直以来我都渴望变得更加独立。在这段漫长的旅程中,父母给予了我很大的支持,所以必须感谢他们。

我想我应该谈论一下手术,因为这对我来说是件大事。因为年龄小,我非常害怕,但是妈妈告诉了我很多信息后,我最终接受了必须手术的事实。起初,我以为手术后立刻就能自己走路。但是事情并没有想象的那么简单,在手术后我必须进行大量的物理治疗。关于我,有一个重要的事实是:

我讨厌物理治疗，并且有时会很抗拒，但是也知道这些治疗是必需的。治疗后，两个非常重要的改变是我的腿不再疼了，并且再也不用注射肉毒毒素了。

患上脑瘫并没有动摇我的信心，我依然认为自己是一个充满希望和梦想的普通人。我的座右铭是："没有什么是不可能的，只不过是充满挑战而已。"

Tina，一对 11 岁双胞胎男孩的妈妈

我永远不会忘记两个孩子确诊的那一天。"你的两个儿子都患有脑瘫"，在接下来的几天甚至几周里，这句简单的话让我的情绪像坐过山车一样起伏不定。

首先是心碎。我们最大的担忧刚刚得到证实：这两个男孩提前 7 周出生，在新生儿重症监护室度过了 8 周，因此主诊医生警告过我们，孩子可能会发育迟缓。我们当然希望情况不是这样。接下来是困惑。什么是脑瘫？这到底是什么意思？我以前几乎没听过这个词，更不知道它到底意味着什么。随后恐惧袭来。我的孩子们还能走路吗？他们未来的生活会变成怎样？最后涌上心头的则是愤怒。为什么偏偏会发生在我身上？为什么要让我的孩子们遭受这一切？

我不知道我们的旅程才刚刚开始。过去的 10 年中，我们无数次穿梭于康复门诊和物理治疗室之中，为手术做准备和康复，并帮助孩子们应对不同的挑战。我也花了很多时间阅读有关脑瘫的资料，了解脑瘫的常见并发症，以及探索不同的治疗方案。了解这些有助于帮助孩子过上更快乐、健康和充实的生活，这对我来说很重要。我不知道他们的未来会是什么样子，这一点让我感到恐惧，但我决心尽我所能，确保他们

得到所需的护理和医疗服务。此时,我们已经远远超出了父母角色。我们是他们的声音,他们的代言人,他们的拥护者。

　　作为双胞胎母亲,我的经历与朋友带孩子的经历有很大的不同。再加上他们患有脑瘫,这是一个完全不同的挑战。我很难和那些拥有"正常"孩子的妈妈们交流,因为他们很难理解我日常生活中所面临的困境和恐惧。他们没有意识到我们的生活和他们迥然不同。参加残疾儿童家长支持小组是我做过最好的决定之一。虽然我们的孩子被诊断出不同的疾病,但我们彼此相互理解,相互学习,相互支持。

　　这些年来,我学到最重要的一件事就是脑瘫对每个人的影响都不同。我们不能仅凭刻板印象或统计数字就妄下结论。尽管这很困难,但我们不应该拿自己的孩子和其他孩子相比较。每个孩子都是独一无二的,无论他们是否有残疾。此外,我还认识到脑瘫并不能定义我的孩子是什么样的人。他们远非一个简单的诊断标签所能描述。他们是两个快乐、健康的 11 岁男孩,喜欢和爸爸一起打棒球、高尔夫球,只要有机会就会去游泳;唯一不同是他们需要助行器行走而已。尽管他们经历了很多的困难和挑战,但他们也比其他孩子更坚强、更具韧性。他们已经克服了几乎每一个摆在他们面前的障碍,下一个似乎也不再成问题了。

　　有时我会想,如果我的孩子们没有生病生活会是什么样子。事情肯定会更容易,但与此同时,我也很感激这个经历。孩子们完全改变了我的观点,教会了我什么才是真正重要的东西。他们让我变得比自己想象的更强大。我惊讶于他们如何适应生活赋予他们的东西,我期待着看到他们的未来。

Christine, 14 岁 Aaron 的母亲

Christine

Aaron 提前 10 周出生。作为第一次当妈妈的我,当医生说"早产儿常常发育缓慢"或者"他是早产儿,所以可能会发育迟缓"时,我认真听取了医生的建议,在 Aaron 出生的头两年一直在接受随访。当 Aaron 的物理治疗师建议我们去看医生时,我有点感到困惑和震惊。经过几次检查和医生的会诊之后,证实 Aaron 患有脑瘫。当时他已经快 3 岁了,并被诊断为痉挛型双瘫。我不知道那是什么意思或者意味着什么。没有人会跟你讨论与医学诊断相关的一些难过的心理问题。

震惊和否认:我不相信医生的诊断,因此我咨询了另一位医生,但结果仍然是一样的。

痛苦和内疚:我在怀孕期间做错了什么吗? 我回顾每一个小细节,试图找出可能做错的地方。

愤怒和讨价还价:愤怒是因为你不能理解——如果在怀孕期间没有做错任何事,为什么这种事情会发生在你的孩子身上? 是否与遗传有关? 你试图与命运讨价还价,探讨如何"解决"问题。

抑郁、反思和孤独将是你在脑瘫的旅程中不断经历的情感历程。当你的孩子第一次没有被邀请参加同学生日聚会时,你会感到难过;或者有一天你的孩子放学回家,因为在操场上被欺负而失落,你也同样会感到难过。当你想问问题却找不到人问的时候,那就是孤独。每个人处理悲伤的方式不一样。那年我跑了一场马拉松来排解悲伤。我有健康的下肢,我的孩子可能永远不能像我那样奔跑,所以我必须坚持跑完比赛。也许那是我人生的转折点。训练,忍受痛苦,然后存活下来——不是赢得比赛,而是完成比赛——这时思想在逐

渐改变。就像我的比赛一样，我必须想出一个计划并执行（提示：为压力找到一个健康的发泄口。）

在接下来的10年里，我参加过一些关于脑瘫的会议，并在互联网上搜索了所有与脑瘫相关的信息（提示：对互联网上的信息应持有批判态度，注意甄别）。我记录了就诊时和医生所有的谈话，以便知道我现在需要做什么（提示：记笔记是非常有用的，尤其是更换医生时）。我成了 Aaron 的健康顾问，负责提出问题以及寻求专业人士帮助。

我的原则是只要不伤害 Aaron，什么方法都可以尝试。我们尝试了石膏、踝足矫形器、物理治疗、作业治疗、家庭训练、肉毒毒素注射和肌腱延长术。我知道一旦开始手术，就没有回头路了，下一次手术只是时间问题。手术的时机，取决于 Aaron 身体的成长情况。我们选择了在吉列儿童专科医疗中心接受单次多平面手术。你能每天看到孩子的变化，但医生无法充分了解和每天观察孩子，虽然他们具备专业素养。这次手术为 Aaron 走上积极乐观和无限可能之路打开了大门，并且从各方面来看都非常成功。

悲伤的最后阶段是接受。接受是一个缓慢演变的过程。每次我们走进儿童医院，总能看到其他因病不能回家的孩子，医护人员也总是温柔地提醒我们：一切都会好起来。我们应该坚持不懈地追求为孩子带来最好的结果，特别是要注重倾听他们的想法和需求。有时候，你和医生需要避免在孩子面前谈论某些事情，因为孩子能听懂并理解你们所说的话。我们应该倾听他们的担忧，并帮助他们尽早参与疾病的管理。Aaron 的问题从"我要吃什么口味的冰激凌？"逐渐转变为"我必须一直戴牙套吗？"，再到十几岁时的"我能穿普通鞋吗？"。作为一个青少年，Aaron 当然还有身体上的限制，因为脑瘫目前没有治愈的方法。但是在日常生活中，当我不得不告诉孩子停止玩电子游戏、去打扫房间或做家庭作业时,这提醒我,他和其他青少年并没有太大的不同。

Aaron

作为十几岁的高中生,周围总会有很多爱评头论足的人。而当你患有脑瘫时,这种情况就更加多了。每天都有很多人认为我是智障或是在装模作样,并且他们还认为我不能跑步、不能拿到驾照和不能参加体育运动等。同时,也有一些人觉得我很幸运,因为在体育课上可以少做很多体力运动;而另外一些人则认为我的走路方式与众不同,只是因为我太懒惰了。在学校里也经常听到玩笑话和粗鲁评论。虽然曾经尝试过用开玩笑来化解尴尬局面,但大部分时间里我只能通过自嘲来应对这些。最近我习惯了保持沉默,不再回应任何事情。

在进行单次多平面手术之前,我对此持消极态度。我已经认定自己的病情没有任何希望了。我想,即使做了这么多手术,我的腿还是无法变直,那又有什么意义呢!我那么与众不同,为什么要关心自己的健康呢?但是自从接受单次多平面手术以来,我从未如此快乐过。现在的我更加积极和自信了。虽然依然会遭到许多无礼的评论和嘲笑,但我认为这一切都是值得的。

给父母提建议对我来说有些困难,因为我只是个孩子,不知道如何帮助他们。父母通常最了解自己的孩子,并将其作为优先关注对象。因此,我唯一能给出的建议是:虽然手术和治疗都有其重要作用,但有时候最好的事情是一句"我爱你"和一个拥抱。这对孩子来说也是一个小小的抚慰,告诉他们并不孤单。

我可以给青少年提供很多建议,在这里我只分享其中重要的几条。出于某种原因,我不知道为什么,我觉得人们实际上是在嫉妒我们。我不知道你的父母是否告诉过你,那些取笑你的人只是因为嫉妒,但我认为他们希望自己能患有脑瘫并且得到关注和照顾,是因为他们认为这是让生活变得简单的方法。

这可能听起来有些不可思议,但父母确实能够理解你正在经历的事情。对他们来说,将你交给医生并非易事,他们只是希望能够帮助你缓解病情。同时,他们也会因为你所经历的一切感到心疼。我最后悔的一件事就是,当我妈妈表示她理解我的感受时,我总是轻视她,并认为这是多么可笑。

如果你发现有人患有脑瘫,试着在他们空闲的时候和他们交谈——与那些经历与你相同或更加困难的人交流,可以带来很多好处。

最后,我向你保证生活会变得更好。你可能认为你过着最糟糕的生活,你的病情和步态可能永远不会改善,但我可以向你保证:生活将会变得更美好。那些你认为永远不可能完成的事情其实是可以完成的,你会证明很多人错了。

Justin Gallegos, 21 岁

Justin Gallegos 是一个运动品牌签约的脑瘫职业运动员。他目前是一所大学新闻与传播学院的大三学生。Justin 的跑步生涯始于高中时期,当时他在家里的跑步机上按照高中课程推荐的每周锻炼三次。在父亲和高中教练的建议及支持下,他开始了越野跑。起初,由于步态问题,他经常摔倒;但他坚持不懈地训练,并不断取得进步,现在几乎能够做到不再摔跤了。高三时,他创造了 23 分 58 秒的越野 4km 个人纪录和 7 分 08 秒的 1 500m 个人纪录。2016 年 6 月,他在所在州的田径锦标赛残奥 400m 健步赛中获得金牌,此后开始跑半程马拉松。2017 年,他被《跑步者的世界》杂志评选为跑步英雄之一。2018 年 4 月,他用两个多小时完成了第一次半程马拉松比赛,并于 2019 年 4 月,在两小时内(1 小时 56 分 36 秒)完成了目标。

以下是我为本书对 Justin 所做的采访。

问:你的锻炼计划是什么?

答:我通常每天跑 30~60 分钟,跑步后做一组牵伸运动。我每周也会去几次健身房,做举重和抗阻训练。

问:你有穿戴矫形器吗?

答:没有。

问:你现在的运动目标是什么?

答:完成全程马拉松。

问:你是否发现自己比同龄人更容易疲劳?

答:有时候是的。

问:一些研究人员建议脑瘫患者的健康幸福公式是体育活动、睡眠和营养。除了体育活动,其他的你做到了吗?

答:算是做到了。我尽量吃得健康一些(嗯,在大学里尽可能健康!)。我会根据身体情况尽可能多休息。

问:你过去接受过什么治疗?

答:只有康复治疗。

问:在你成长过程中,你是否曾因身患残疾而感到沮丧?

答:曾经有过,但并不是在跑步方面,而是在学习上遇到了困难。当时有人劝我不要去上大学。我是高中体育项目中唯一身体有残疾的人。对于患有脑瘫的人来说,运动是最具挑战性的项目之一,别人对我成功并没有抱太多期望。当我成功地完成跑步时,发现周围的人改变了对我的态度和看法。跑步对我来说非常重要，它是我的安全空间。通过运动，我觉得自己已经成为了跑步界大人物之一，并从中汲取力量做更好的自己。人们有时仅仅因为你身体上存在某些残疾，就认定你的智力也受影响，这种想法显然是错误的。

问：你们高中有多少人？

答：2 100人。

问：你是其中唯一有身体残疾的人吗？

答：不是。

问：但你是田径项目中唯一身体有残疾的人。在你的成长过程中，也就是在高中之前，你一直对体育感兴趣吗？

答：是的，我从小就对运动很感兴趣。我特别喜欢足球，但我不是一个很好的运动员。我还上了几年空手道课，我还给有特殊需要的孩子（18个月大到13岁）上马术课。

问：除了你的个人特质，你认为自己成功的原因是什么？

答：我的父母以及我高中的体育教练。我非常感激我的父亲，他总是鼓励我去做我最擅长的事情并接受新挑战。就像他当初建议我跑步一样，这改变了我的生活轨迹。

问：你的残疾在成长的过程中曾经困扰过你吗？

答：没有，我认为这只是我身体的一部分。

问：你希望以后参加残奥会吗？

答：我很想去，但不幸的是，目前残奥会没有为患有脑瘫的人举办超过400m的比赛。这很遗憾。如果能增加半程马拉松或全程马拉松，我会很高兴。

问：你对未来的期望是什么？

答：继续做运动达人，还想成为一名励志演说家。

Rachel, 一位成年脑瘫患者

写这篇文章时, 我刚庆祝完 60 岁生日。我 20 世纪 50 年代末出生于美国明尼苏达州的一个小村庄, 比预产期提前了 6 周。但我很幸运, 因为家里条件比较好, 这让我能够独立并过上充实的生活。早产导致我患上痉挛型双瘫, 并影响了我的行走和平衡功能。我一直都是一个独立的步行者, 但最近在社区活动时开始使用手杖, 并且我发现它们比拐杖更实用。

我拥有充实而成功的生活, 这得益于以下几个原因。首先是家人和朋友的爱和支持。我一直知道有很多人站在我的身边, 所以我也一直努力把他们的关心和爱传递出去。无论是在课堂内还是课堂外, 我都是一个终身学习者。成年后, 我也一直从事工作, 并担任政府、高等教育和医疗保健的高级领导职务。到目前为止, 我很少经历与残疾有关的疼痛。

我已经养成了适合自己生活方式的习惯。在过去的 15 年中, 我定期与私人教练、物理治疗师和按摩治疗师见面, 这些专业人士为我提供了很好的建议, 并帮助我实现目标。

除了全职工作, 我还有很多兴趣爱好, 如游泳、骑自行车和滑雪。除了管理好自己的家庭, 我还能保持积极的社交生活, 并且喜欢周游世界。

在我的人生道路上, 我也遇到过一些挫折。在我 20 多岁和 30 岁出头的时候, 我曾经有过背痛问题。但是通过学习瑜伽和按摩等方法, 这些问题得到了很大程度的缓解。然而, 在 55 岁左右, 我出现了膝关节疼痛。医生告诉我这是由脑瘫引起的。但是, 我并不认为这些问题归咎于我患有脑瘫。后来证明, 我的膝关节疼痛实际上是由骨关节炎引起的。幸运的是, 通过进行膝关节置换手术治疗, 我的膝关节疼痛成功缓解了。需要注意的是, 此类手术通常需要较长时间的术后康复。现在，我已经恢复了行走能力。我的临床医生将我作为一个成功的康复案例分享到国际会议上。

在解决问题时，我发现以下方法非常有效：坚持不懈、保持耐心，并且"打破常规"思维来寻找解决方案。记住，有些看似是"不"的答案其实只是"还不够"或"方法不对"。

我给年轻人的建议是，要记住你是自己最好的支持者。应该寻求最优质的信息和专业建议，并尽力去利用它们。经常有一些善意的人希望我把精力放在残疾相关的领域，例如一位职业康复咨询师建议我转行成为一名职业康复咨询师而不是攻读政治学学位。然而，我没有理会他提出的问题"你拿了政治学学位可以做什么？"事实上，我得到的第一份工作就是为州长服务。我定制了一双靴子，它不仅能很好地支撑我的脚和脚踝，而且时尚实用。这使我更加自信。

我对这本书读者的建议是，要知道，现在只是一个时间点，步态和运动管理、物理治疗和康复领域都在不断变化和进步。

我一生中最自豪的时刻，是那些与痉挛型双瘫无关的成就被认可的时候。这包括我在高中和大学时被选为领导职位、在与残疾无关的领域被任命为高级管理人员，以及完成了我的博士学位。

虽然我为这些成就感到自豪，但如果说它们与痉挛型双瘫完全无关，则有失偏颇了。患有痉挛型双瘫使我拥有更广阔的视野、更丰富的创造力和坚持不懈的意志来实现我的理想。因此，我相信这个疾病是我人生的一部分，并使我成为一个完整而充实的人。

后 记

一般人看到事物的样子,只会问"为什么"?
而我总是梦想那些从未有过的美好,
然后问"为什么不能这样呢?"
Bernard Shaw,《回到玛士撒拉》

最后的话我想留给 Tommy 来写。

从记事起,写作就是我的思考方式。在青少年时期,我开了一个博客,在 3 年的时间里写了大约 1 200 篇文章。我记录了学校上课的点滴、读过的书,以及痴迷于演出等各种生活琐事。

在成长过程中,我花费了很长时间思考如何才能做一个不被残疾所束缚的人。在青少年时期,我发现尽可能地忽略我的残疾是很容易的。我几乎不会提及它,而且人们大多数时候也不会谈论这个话题。我讨厌那些我无法忽视它的时刻——比如当我摔倒、受伤或掉落东西时。

当然,我并不能完全忽视它:我青少年时期的大部分时间都被关节疼痛和不眠之夜所消耗。我需要花好几个小时进行物理治疗,还做了两次大手术。当我 18 岁的时候,我意识到自己想写一些关于它的东西。因此,在整个夏天,我把自己关在房间里写了一本书。从某种意义上说,它是自传式的,记录了我做过的各种手术和治疗,但更重要的是,它让我明白了残疾意味着什么。目前,没有专门针对残疾人士的用户手册,但我正在努力为自己写一个最好的版本。

记得 8 月的一个晚上,我因为关节疼痛辗转难眠。比这更心烦的是,我不知道如何完成我写的那本书。我即将开始高中的最后一年,而这本书的叙述在那之前几个月就结束了。一方面,这感觉像是一个自然的停止点,但另一方面,它仍然像故事的中间部分。我从写这本书中学到了什么,我能从中得到什么?

于是,我起身写了一封信,写给 10 年前的 Tommy,大致内容是"我希望当时我知道这些"。我写了关于如何正确看待残疾,并强调专注于生活中真正重要的事情。我把它想象成,如果我有一个痉挛型双瘫的孩子,我会写的一封信。这封信成了我小书的结语,我把它附在了下面。

在我写那篇文章后的 7 年里,发生了很多变化。无论我如何努力(我也努力过!),我都无法忽视自己是残疾人这一事实。但在了解自己的局限性后,我可以做得更好,并且在需要帮助的时候能够自如地寻求帮助。现在,我不再保持沉默和挣扎,而是更加自信地与人相处,并且完成更多工作。

> 2012 年 8 月 17 日
>
> 我今天的一切都归功于我的父母,我要是能做到他们的一半就好了。他们是最有爱心、最懂得关怀和最有奉献精神的父母,我希望你将来也一样。身患残疾很艰难,但你可以应对好它。这可能是我不得不面对的最困难的事情之一,但我还是成功了。你也能行。有些时候,从床上爬起来面对这个世界似乎很难,但终究还是要面对。
>
> 那么,你要如何战胜自己的残疾呢?你要战胜它,那

就不要让它定义你的全部。我不是一个 14 岁的脑瘫患者，而是一个喜欢打鼓、阅读能够得到的每一本书并且可能还把音乐放得很大声的 14 岁孩子。作为一个个体，定义我们的不是能力或残疾——而是我们的选择、我们的抱负和我们的态度。所以，请去追求那些令你无比热情和兴奋的事情吧。

你要明确自己想去哪里——无论是拄着拐杖还是独立行走——并竭尽全力去实现，来战胜你的残疾。你战胜它的方法是永远不要满足于你能达到的最低水平。你可能有残疾，但不要让残疾左右你。

你还可以通过设定目标来逐个击破。我可以引用一些人生格言，比如"不要守株待兔，要主动出击"，但没有多少人会听进去。尽管如此，这些格言确实有其道理。应对脑瘫并非闷闷不乐坐在家里就能解决：你必须为之付出努力。务实地面对它，才能打败它。诚然，你可能永远无法成为一名职业足球运动员、宇航员、特技替身或拳击手等。但是，你面临一个选择：是让自己不断被它牵制，还是摆脱束缚，专注于所有能做的事情。

如果你做到了这一切呢？那么，你已经战胜了它——更重要的是，尽管你有残疾，但你仍过上了充实的生活。这是一个不可思议的成就。

——Tommy

致　谢

> 养育一个孩子需要举全村之力。
>
> 非洲谚语

抚养一个患有痉挛型双瘫的孩子需要"全村"之力。写一本关于这个主题的书也需要"全村"之力。

与我一起编写这本书的"村民"有来自吉列儿童专科医疗中心的各位医务工作者。我非常感谢他们每一个人。他们不仅分享了愿景,提供给我们资源,而且还在他们繁忙工作中,抽出时间,为这本书投入了大量的精力。除了编辑之外,Tom 对该项目的领导和支持也要特别提及。他坚定不移地相信有必要为患者及其家庭写这样一本书,使得我们能够克服一路上遇到的各种困难。没有 Tom 的主导和支持,就没有这本书。Jean 在脑瘫方面拥有丰富的经验,加上她非常细致的编辑工作,帮助我们共同塑造了这本书;感谢 Jean 与我们一起工作的那些漫长岁月。同时,也很感谢 Amy 和 Candice 对这本书的编辑及宝贵贡献,尤其是在物理治疗和作业治疗方面。

感谢在第五章中贡献个人故事的朋友。你们分享的故事有助于读者更好地理解这种疾病。

为写这本书,我阅读了大量的研究论文和书籍。由衷感谢那些通过他们的文章和著作教导我的人。通过这本书,他们也同样指导了其他人。作为一名家长,我非常感谢那些经常在脑瘫文献中出现的研究人员。也感谢研究的受试者;没有受试者,就没有研究。我们家庭依赖于这种持续的研究。

在写作过程中,早期的读者对我非常重要。我非常感谢他们肯花时间耐心地阅读各版草稿,并为我提供详细的反馈。有时他们向我提出各种问题,这本书也因此变得更好。

感谢那些在出版前花时间阅读终稿并写评论的人。他们的话使我感到信心满满。

养育一个患有脑瘫的孩子需要付出努力。我们不可能把所有在 Tommy 成长过程中支持我们的医疗专家都包括在内。如果没有他们出色的技术、专业知识和真诚的关怀,Tommy 就不会有今天的成就,再次感谢他们。

致我的朋友和亲戚们,感谢你们的耐心与支持,在我专注于写作这本书时没有抛弃我。

我每天都对 Tommy 充满敬畏。他积极的态度、自信,以及对生活和冒险的热爱——从未让残疾定义他。Tommy 和他的两个哥哥,从小就非常亲密。我为他们感到骄傲。现在,他们在同一个城市工作,这不是偶然,而是证明了兄弟之间亲密关系的存在。最后,要感谢我的丈夫,在写这本书期间一直支持我,并在我们共同生活的整个冒险过程中支持我。

附　录

附录1　如何看待和处理诊断结果

　　本书的早期读者中有一位护士兼心理治疗师,她有一个患有痉挛型双瘫的儿子,她写了以下关于如何看待和处理诊断结果的心得。

　　每个人都是独一无二的,每个人的内心情感世界也是如此。当你在自己的情感世界中,需要接受孩子残疾的事实时,你很可能不得不绕过悲伤的阶段。这个挑战是无法回避的;唯一的出路是勇敢面对。你正在为面前的那个孩子不是你所期待的孩子而悲伤。这些阶段没有有序的模式;有些人不会经历所有这些情绪,而有些人则会同时经历其中的许多情绪。

　　悲伤的过程是往复的。除了诊断外,它还会一次又一次地触发,通常是在你的孩子经历生活挫败事件时。当你看到的孩子达不到或不可能达到同龄孩子的里程碑时,会感到非常痛苦。允许自己感受自己的情绪,好好地哭一哭或发泄一下,这是非常正常和必要的。

　　记得一位作家和心理学家写道:

　　父母甚至在孩子出生之前就为他们编织了各种梦想。残疾粉碎了这些梦想。而悲伤指父母从那些破碎的梦想中分离出来并开始创造新梦想的过程。每个人都要从丢失的梦想中分离出来,否认、焦虑、恐惧、内疚、抑郁和愤怒的情绪可以以任何顺序或方式出现,每个人都必须经历和分享这些情绪。

以下是大家可能会经历的一些阶段：

（一）否认

在残疾儿童的父母中，对诊断结果先是否认，继而悲伤和孤独是普遍存在的。它可以表现为一种直觉、感觉，"只要给孩子时间，他们就会好起来的"。震惊和否认会让你出现暂时的麻木和迟钝，但这种情绪多为一过性，很快会进入下一阶段。

（二）焦虑

你的整个世界因为"脑瘫"改变了。除了你的日常生活和责任之外，还有预约医生和家庭物理治疗项目。父母中的一方可能需要成为全职照顾者，这可能会增加无数新的担忧、焦虑和恐惧。这是一个极度焦虑和疲惫的时期。随着诊断的事实逐渐深入，它会迫使你急切地重新定义你的优先事项，并且你会开始建立适当的结构来满足孩子的所有医疗和日常护理需求。

（三）抑郁

你开始意识到，无论你做什么，都无法改变结果。你对未来人生的责任感到不知所措和负担重重。随着时间的推移，这些抑郁的感觉——经历许多泪水和无助的感觉，以及承认在这个时刻感到崩溃是正常的——将导致你重新定义你的价值体系。

一旦你允许自己感到绝望，新的曙光就会升起：这一切也会过去。你开始以全新的视角看待你的孩子。你看看你的孩子能做什么，然后重新定义你的价值观和目标，将残疾儿童包括在内。你开始看到前方仍然存在的所有可能性。这将是一个转折点。

（四）愤怒

起初，愤怒可能是非常强烈的，由悲伤和可怕的负面情绪所引发。"为什么是我,而不是你?"。你可能会因为你的配偶不支持而生气;你的配偶可能仍处于否认或抑郁的早期阶段。治疗时的预约、等待,都会让你对医务人员感到不满。对那些因为不知道该说什么而刻意对你孩子只字不提的人感到生气;他们知道你在受伤,害怕让你难过,所以他们什么也不说。有时,甚至会因为无助和情绪低落而生自己的气。我们会质问自己:"我这是怎么了!"

（五）内疚

我做错什么了吗?是因为我说过或做过的某些事而受到惩罚吗?为什么是我呢?为什么是我的孩子?你可能会对孩子的兄弟姐妹没有得到足够的时间和关注,或者因为你没有进行足够的物理治疗而感到内疚。学会善待自己,设定切合实际和可实现的目标非常重要,否则你可能会一直感到内疚。记住,首先要成为父母,知道什么时候需要休息或留一些空间给自己。你给自己的越多,你给孩子的就越多。要找到方法来释放和表达你所有的内疚感,例如与治疗师合作或写日记。

（六）接纳与融入

一旦父母经过了愤怒、恐惧和内疚阶段,悲伤沉重的负面情绪就不会再让人感到疲惫。你将成为孩子最好的拥护者和支持者,父母和孩子都将不断成长,创造新的梦想和无尽的可能。当你到达这个阶段时,你会意识到这一点,因为你将能够谈论你的孩子,而不会冒出不请自来的情绪。你会再次感觉到充满希望,你会开始看到孩子未来的许多可能性。你会开始重视和珍惜孩子的非凡之处,你会惊叹于他们的内在力量、勇气、决心,以及他们接受从出生起就必须遵循和成长的道路。

（七）结论

作为父母，你总是努力为孩子做到最好，并在他们的人生道路上帮助他们。然而，有一天我意识到，是我的孩子在等我赶上：他是那个一直接受他是谁和他在哪里的人。

附录 2　粗大运动功能

粗大运动功能评估量表（gross motor function measure，GMFM）是评估脑瘫儿童和青少年粗大运动能力的工具。GMFM 适用于 5 个月至 16 岁，运动技能等于或低于 5 岁正常发育儿童水平的脑瘫患者。

在 GMFM-66 中，项目按难度分级；而在 GMFM-88 中，所有项目对总体结果的贡献相等，不考虑难度。

GMFM-66 的得分为 0~100。GMFM-66 的得分通常会报告置信区间（confidence interval，CI）。如果置信区间为 95%，则意味着有 95% 的把握儿童的实际分数将落在给定的数值范围内。例如，GMFM-66 分数为 50.1，95% 置信区间为 47.8~52.4，这意味着有 95% 的把握确定儿童当时的实际分数在 47.8~52.4 之间。如果不同测试日期的分数变化在置信区间内，则可能不是真正的变化。在此示例中，再次测试的结果需要高于 52.4 才能被视为进步。

目前还没有关于成人使用 GMFM 的已发表研究。

附录 3　测 量 工 具

测量工具必须有效、可靠、准确、精确。我们在第一章第六节中介绍了这些术语。附表 3-0-1 列举了脑瘫诊疗中一些常用的测量工具。

附表 3-0-1　测量工具

测量工具	变量	测评者	ICF 领域
量角器	关节活动度	PT	身体结构和功能
GMFM（GMFM-88 及 GMFM-66）	粗大运动功能测试	PT	活动
10m 或 6 分钟步行测试	步态	PT	活动
Gillette 功能评估问卷（FAQ）	功能性活动	父母或患者本人	活动和参与
功能性活动量表（FMS）	功能性活动	父母或患者本人	活动和参与
步态成效评估清单（GOAL）	步态优先级和功能活动	父母或患者本人	所有领域
儿童成效数据收集量表（PODCI）	儿童健康情况	父母	活动和参与

附录 4 体位摆放

（一）牵伸体位

1. 长坐位 当膝关节伸展且髋关节屈曲时可牵伸腘绳肌。对于年龄较小的孩子来说，不需要特殊座椅就可以做到，尽管特殊的座椅可以促进髋关节 90° 屈曲和伸膝（附图 4-0-1）。

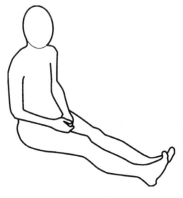

附图 4-0-1 长坐位

> 我们的汽车上有个特制的长座椅，这样 Tommy 在整个旅行中都能很好地被动牵伸。他可以接受长时间的牵伸，但如果旅程真的很长，我们也会听他的，打开膝关节的绑带。如果要使用特殊的安全座椅，请确保安全性。

如果孩子在长坐位下戴上 AFO 和膝关节固定器，可以同时拉伸小腿肌群和腘绳肌。

2. 侧坐　可以很好地牵伸支撑侧手。如果存在上肢紧张，这个姿势也有助于手腕牵伸（附图 4-0-2 ）。

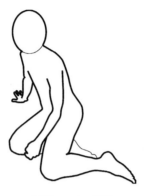

附图 4-0-2　侧坐

Tommy 更倾向于使用一侧肢体——他总是希望能自如地使用功能更好的那只手，所以我们鼓励他侧坐支撑在使用较少的那侧肢体上。

3. 盘腿坐　牵伸髋内收肌，也能促进髋关节外旋（附图 4-0-3 ）。

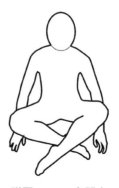

附图 4-0-3　盘腿坐

4. 俯卧位 牵伸屈髋肌群。腹部向下,同时脚朝后,肘撑地。俯卧躺时,肘部伸直。三角垫可帮助维持这个姿势(附图 4-0-4)。

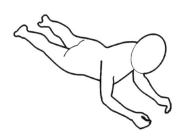

附图 4-0-4 俯卧支撑

5. 站立 牵伸屈髋肌群、腘绳肌(屈膝肌群)、腓肠肌和比目鱼肌。包括扶着家具站立、用矫形器或膝关节固定器站立,以及使用各种站立设备站立;也可以让孩子站在倾斜板上,这有助于拉伸腓肠肌。

(二)力量训练体位

1. 俯卧位(俯卧支撑;详见上文) 这个姿势可以提高肩部的稳定性,并通过加强核心力量来提高躯干控制。爬行涉及了俯卧位活动。

2. 盘腿坐 促进躯干控制(例如,躯干力量和平衡反应)。这个姿势可以使患者更好地参与游戏,且因为患者的双手是自由的,可以促进跨中线活动(同时使用双侧肢体)。

3. 站立 站立可以锻炼躯干和腿部肌肉力量。站立玩耍对发展平衡反应也很重要。

4. 侧坐 可以促进躯干控制和平衡反应的发展。两边都要均匀地练习。

5. 脚撑地坐在大滚筒或枕头上 孩子可以使用这个姿势玩桌面游戏。髋关节、膝关节和踝关节呈 90°,躯干挺直。这一姿势有利于躯干的控制(例如,加强躯干肌力和平衡反应)。这个姿势可以使患者更积极地参与游戏,且因为患者双手自由,可以促进跨中线活动(附图 4-0-5)。

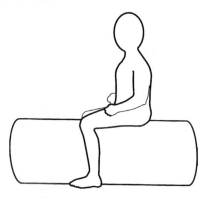

附图 4-0-5　坐在大滚筒上

6. 高跪位　这个姿势需要患者的膝关节承重,特点是膝关节屈曲、髋关节和躯干伸展。这个姿势可以促进躯干控制和平衡反应的发展。与坐姿相比,抗重力肌需要更多地做功。该姿势有利于实现站立平衡,并且即使孩子已经能够独立站立,高跪位也是一个良好的游戏体位。一些孩子还可以通过高跪位训练跪走(附图 4-0-6)。

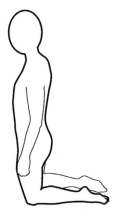

附图 4-0-6　高跪位

附录 5　运动和体力活动

以下是我总结的经验,以及吉列儿童专科医疗中心治疗师的补充说明。物理治疗师或作业治疗师可以帮助有需求者制订一个有针对性且安全的运动计划,他们也可以就哪种类型的运动最有利于保护关节提供建议。

在保护关节和进行你最喜欢的运动之间需要取得平衡。例如,如果你最喜欢和朋友一起踢足球,那么这对你来说是一项很好的运动选择。游泳也是一项特别适合的运动,因为它对关节影响较小。

幼儿运动和体力活动建议

(1)正常发育的学步期幼儿可通过日常活动进行肌肉牵伸和力量训练,如跑步、攀爬、跳跃等。痉挛型双瘫的干预目标是尽可能赶上正常发育(使骨骼受力正常),因此我们需要确保他们达到所需的运动量和体力活动。对于这类孩子来说,运动至关重要,包括在整个关节活动度内尽可能地进行运动。

(2)将肌肉牵伸和力量训练融入游戏和其他孩子喜欢的活动中,对幼儿来说非常有帮助。学习游戏并通过游戏学习是他们成长过程中非常重要的一部分。在日常生活中尽可能地融入运动和牵伸也是很有益处的,例如鼓励孩子短距离骑车玩耍。

(3)游乐场地(包括室内和室外)是所有儿童玩耍的好去处,对于痉挛型双瘫儿童来说尤其重要。在这里,孩子有机会以各种方式活动。此外,游乐场地通常位于正常家庭环境中。虽然家长可能不经常带行动不便的孩子去需要大量运动的场所，但事实上，痉挛型双瘫儿童比正常发育孩子更需要这种运动和玩耍的机会。当然，在考虑安全问题时必须慎重，但我们不能因为过分强调安全性而使孩子错失良好的运动时机。

（4）游泳对痉挛型双瘫儿童来说也是很好的运动选择。

（5）家长可能不愿意使用辅助设备（例如，卧式自行车），他们担心这会使孩子更加引人注目。我建议家长估算一下成本代价（不是指经济成本）和孩子所能获得的益处。我发现，孩子们通常可以很好地接纳他人；偏见往往存在于大人，而非孩子。

大龄儿童、青少年及成人运动和体力活动建议

（1）建议将表3-4-2中所有类型的运动转介到物理治疗或作业治疗中，即使只进行一两个疗程。一些优秀的体育教练也接受过为残障人士提供专业服务的培训。缺乏这种专业培训的教练可能会建议患儿过度运动而导致受伤。建议联系所在地区的健身中心或健身房，确认他们是否有工作人员接受了为残障人群提供适应性运动项目的培训。

（2）如果你正在做负重训练，建议咨询专家多少重量是安全的，以及要做多少次。

（3）快走的益处与跑步相当，而且对部分人群来说可能更安全。

（4）在骑自行车方面有许多选择，包括室外和室内（静态）自行车。三轮自行车可能是有平衡问题者的理想选择。

当天气不允许户外活动时,可以购买固定器(骑行台),将户外自行车运动转换为室内自行车运动。

(5)治疗师可以为您提供运动轮椅的合适尺寸和类型建议,并确认您是否有购买轮椅的资助资格。

(6)一些关于游泳的建议:

1)建议与游泳馆的物理治疗师或作业治疗师安排几次会谈,以制订一个适当的游泳计划。

2)如果你使用轮椅,请打电话咨询是否有PVC泳池椅和坡道的泳池。

3)31~34℃的泳池温度可以起到非常好的治疗作用,帮助减轻疼痛和僵硬。

4)建议穿防滑泳池鞋往返更衣室和泳池,以防在潮湿的泳池地上摔倒。

5)游泳手桨、踢板、脚蹼等可用来增加阻力进行肌力训练。

(7)可以在网上或DVD中找到许多优秀的视频,以指导你进行适应性瑜伽、太极拳和其他活动。国家健康、身体活动和残疾中心也提供了一些相关资源。

(8)尽可能多地将运动融入日常生活中(例如,骑自行车去学校、课后活动或工作)。

(9)大多数学校的课程都包括至少每周一节的体育课。为了确保这门课程能够满足儿童或青少年的需求,我们需要调整规则、设备或者教师和教练的心态。如果孩子们不参加学校的体育课,他们将错失运动所带来的益处以及从团队合作中获得友情和社会经验的机会。研究表明,对于患有脑瘫等问题的儿童和青少年来说,学校提供运动课程是非常有益的。

附录6 选择性脊神经后根切除术的术后康复

附表 6-0-1 描述了吉列儿童专科医疗中心选择性脊神经后根切除术的康复情况。康复中心会提供康复治疗计划,康复方案因不同的康复中心而异。

附表 6-0-1　选择性脊神经后根切除术的术后康复

急性住院期(术后 0~3 天)	• 手术后的前 3 天,患儿卧床休息。医生 / 护士指导疼痛处理。 • 儿童佩戴膝关节固定器以帮助控制腿部痉挛。 • 在早期,除了疼痛外,还要监测儿童的膀胱变化。膀胱变化相对不常见,通常在住院期间解决
住院康复期(术后 4~6 周)	• 儿童接受住院康复治疗。住院康复包括 PMR 医生、护士、PT、OT、心理学、治疗性娱乐、社会工作和儿童生活。 • 儿童每天至少参加 3 小时的治疗。 • 儿童使用设备(手推车、轮椅、移动式俯卧架)进行体位摆放和力量训练。 • 重点是要在痉挛减少时,开始发展新的运动模式。 • 出院回家时,儿童一般没有疼痛,但可能需要辅助移动,大多数儿童需要使用轮椅。 • 孩子在出院回家时可返回学校
门诊康复(最多 1 年)	• 每周 5 次物理治疗,持续 1 个月,然后根据孩子的进展降低频率。 • 重点是要进行力量训练、粗大肌肉运动训练、平衡训练和步态训练。 • 患者逐渐恢复独立活动能力和基本行走功能。

续表

	• 要继续执行家庭训练计划,包括功能性活动、力量训练和体位摆放,大多数不需要去门诊接受术后相关的作业治疗
定期复查	• 进行康复、骨科、PT 和 3D 计算机运动分析随访。基于评估结果,进一步制订治疗计划

名词解释

在试图了解痉挛型双瘫时,术语通常是我们遇到的首要障碍之一。很多专业人士会经常使用医学术语,尽管大多数专家可能会提供解释,但事先了解一些关键术语将会更好地帮助您与医生沟通,也有助于阅读一些与痉挛型双瘫相关的书籍和科学文献。以下是阅读本书时可能会遇到的关键术语。

术语		定义
achilles tendon	跟腱	跟腱是呈条索状的结构,将腓肠肌和比目鱼肌(均为小腿肌肉)连接到踝关节的骨骼上
ankle-foot orthosis(AFO)	踝足矫形器	是一种用于控制踝和足的矫形器。参见矫形器
assistive mobility devices	辅助移动设备	也称辅助设备、行走辅助设备、移动辅助设备或步态辅助设备,可提供不同程度的支持。根据这些设备所提供的支持程度从小到大进行排序为: • 手杖 • 腋杖

术语		定义
		• 反转式助行器
		• 步态训练架(介于助行器和轮椅之间的一种助行设备)
		• 轮椅
		其中手杖可以是单脚或三脚拐杖。如果平衡力差,使用三脚拐杖可以提供较多支撑;四脚拐杖则可以提供更大的支撑;可以选择使用单侧或双侧的手杖或腋杖;轮椅可以是徒手驱动或电力驱动
baclofen	巴氯芬	是一种降低肌张力的药物,可以口服或使用连接导管的注射泵将药物直接注射至鞘内(即脊髓与蛛网膜之间的空间),后者被称为鞘内注射巴氯芬(ITB)
bilateral CP	痉挛型双瘫	躯体两侧均受累
body mass index(BMI)	体重指数	是体重与身高的比率,计算方法为体重除以身高的平方
botulinum neurotoxin A(BoNT-A)	A型肉毒毒素	是一种通过肌内注射来缓解肌肉痉挛的药物
cardiometabolic	心脏代谢	包括心脏疾病和代谢性(生化)疾病,如糖尿病
casting	石膏	使用靴型石膏固定或玻璃纤维包裹关节(例如,膝下石膏),以实现关节的持续被动牵伸

续表

术语		定义
cerebral	脑	指大脑,即脑的前部和上部,是负责控制运动的主要区域之一
cohort study	队列研究	是纵向研究的一种形式,对队列(一组具有相同特征的人,例如一组患有痉挛型双瘫的儿童)进行抽样,随着时间的推移每隔一段时间进行数据收集
conductive education	引导式教育	是治疗脑瘫儿童的一种方法,是基于教育模式而非医学模式,特点是将教育和康复目标结合在单个训练项目中。该疗法在匈牙利开发,目前在世界各地的训练中心广泛实施
contracture	挛缩	是指关节活动范围的受限,发生在肌肉-肌腱单元和/或关节囊中,而不仅是在肌肉
crouch gait	蹲伏步态	可定义为持续性屈膝步态。不同文献资料中所描述的构成蹲伏步态的膝关节屈曲程度各不相同,但通常≥20°,且通常伴随持续的髋关节屈曲。足的姿势可变,可能是跖屈(足尖行走)或背屈(存在扁平足和膝关节屈曲)

术语		定义
diplegia	双瘫	指双下肢受累,下肢受影响更大,但通常上肢也有一定程度的累及
an episode of care (EOC)	一次医疗照护事件	指接受一段时间的治疗(即治疗期,按适当的频率),随后进入治疗间歇
fine motor function	精细运动功能	又叫精细运动技能或精细运动活动,是指在手腕、手、手指、脚和脚趾上发生的较精细的运动,涉及小肌肉的参与。例如,用拇指和示指捡起物品,以及书写。这些动作通常涉及手眼协调,需要高度精确的手和手指运动
gait	步态	指人行走的方式
gait analysis	步态分析	步态分析提供有关一个人行走方式的详细信息及其与正常行走模式的偏差程度
gross motor function	粗大运动功能	又叫粗大运动技能或粗大运动活动,是指手臂、腿和其他较大的身体部位的运动,涉及大肌肉的参与。例如,坐、爬、站、跑、跳、游泳、投掷、接球和踢腿。这些动作涉及个体保持平衡和改变姿势的能力
gross motor function classification system (GMFCS)	粗大运动功能分级系统	是一个评估脑瘫儿童和青少年功能活动能力的五级分类系统。其中,I级功能受限最轻,V级最严重,反映了脑性瘫痪的严重程度

续表

术语		定义
hemiplegia	痉挛型偏瘫	指身体一侧的上肢和下肢受累,上肢通常比下肢更严重
hypertonia/hypotonia	肌张力高 / 肌张力低	见肌张力
international classification of functioning, disability and health（ICF）	国际功能、残疾和健康分类	是一个反映健康状况的通用框架,用于显示个体的健康状况对不同层面的影响,以及不同层面是如何相互关联的
magnetic resonance imaging（MRI）	磁共振成像	是一种非侵入性的成像技术,可以在无辐射的情况下产生详细的三维解剖图像
moment	力矩	在生物力学中,力矩是由作用在杠杆（骨骼）上的力（例如肌肉收缩）围绕一个中心（关节）产生的转动效应
muscle-tendon unit（MTU）	肌肉 - 肌腱单元	肌肉、肌腱和其他结构的组合统称为肌肉 - 肌腱单元
tone	肌张力	指肌肉在静息状态下的张力。这种张力有一个"正常"范围,当肌张力超出正常范围时将被认为是"不正常"的,可能过低（肌张力低）或过高（肌张力高）。所有类型的脑瘫都存在肌张力异常,痉挛型双瘫儿童的上肢和下肢肌张力通常过高,但躯干肌张力可能较低

续表

术语		定义
musculoskeletal	肌肉骨骼（的）	是指肌肉和骨骼（即肌肉、骨骼和关节）
neurology	神经病学	是研究神经系统疾病的医学分支
neurosurgery	神经外科手术	指对神经系统，特别是大脑和脊髓进行的外科手术。选择性脊神经根切断术和鞘内注射巴氯芬是两种常用于痉挛型双瘫患者的神经外科手术
occupational therapy （OT）	作业治疗	是一种通过治疗性的日常活动（作业）来帮助个体参与他们想要和需要做的事情的治疗方法
orthopedic surgery	矫形外科	是指对肌肉骨骼系统进行的外科手术，包括骨骼、关节、肌肉、韧带和肌腱
orthosis	矫形器	是一种用来固定身体特定部位以调整其结构和功能的装置，通常由轻质定制成型的塑料或碳纤维制成
orthotics	矫形学	是矫形器（支具）的设计、制造和管理相关的医学分支
osteoporosis	骨质疏松症	字义是指"多孔的骨头"（即骨骼密度降低）
palsy	瘫痪	指主动运动功能的减退或丧失，纯粹定义的瘫痪并不是 CP 的特征性表现

续表

术语		定义
passive stretching	被动牵伸	指由他人对该个体进行肌肉牵伸
pediatrics	儿科学	是研究儿童及其疾病的一个医学分支
physical medicine and rehabilitation（PMR，also termed physiatry）	物理医学和康复学	又称理疗学，是医学的一个分支，旨在增强和恢复身体残疾者的功能和生活质量。治疗范围包括各种影响大脑、脊髓、神经、骨骼、关节、韧带、肌肉及肌腱的疾病
physical therapy/ physiotherapy（PT）	物理治疗	是一种帮助发展、维持和恢复个体最大运动能力和功能的治疗方法。物理治疗师（physical therapists）也可被称为理疗师（physiotherapist）
pyramidal tracts	锥体束	是连接大脑和脊髓的通讯通道
quadriplegia	四肢瘫	字义是四肢受累，实际上四肢和躯干都会累及
randomized controlled trial（RCT）	随机对照试验	是研究领域的金标准，是一项科学实验，有非常严格的指导方针，用以确保两组受试者唯一的不同方面是一个接受治疗而另一个不接受治疗。在RCT中，受试者会被随机分配到治疗组或非治疗组（对照组），通过比较两组的结果可以让研究人员确定该治疗是否有效

续表

术语		定义
range of motion（ROM）	关节活动度	也称关节活动范围，是一个衡量关节灵活性的指标。用量角器进行测量
selective dorsal rhizotomy（SDR）	选择性背神经根切断术	是一种不可逆的脊髓神经根切断术，用以减轻痉挛
single-event multilevel surgery（SEMLS）	单次多平面手术	是指在一次手术中对下肢进行多个矫形外科手术
speech and language pathology（SLP, also termed speech and language therapy, SLT）	言语和语言病理学（SLP），也称言语和语言治疗学（SLT）	是一种应用于有言语、语言和交流障碍，以及进食和吞咽困难人群的治疗方法
tendon	肌腱	是连接肌肉和骨骼的条索状结构。例如，跟腱将腓肠肌和比目鱼肌（均为小腿肌肉）连接到踝关节的骨头上
three-dimensional computerized motion analysis（3D computerized motion analysis）	三维计算机运动分析（3D计算机运动分析）	该技术可提供详细的步态分析，可同时在三个平面上分析步态，因此称为"3D"。 这三个平面分别是： ● 从后面或前面观：冠状面 ● 从侧面观：矢状面 ● 从上面或下面观：水平面 3D计算机运动分析是一个更广泛的术语，因为它包括其他形式的运动，如上半身运动，而步态只是运动的一种形式。在实际应用时，"3D计算机运动分析"和"3D计算机步态分析"可以互换使用

续表

术语		定义
tone	张力	参见"肌张力"
unilateral CP	单侧脑瘫	是指仅身体的一侧受累
w-sitting	W 坐姿	指痉挛型双瘫（或其他类型的痉挛型脑瘫）儿童所采用的坐姿。儿童的臀部坐在地上，双足在外侧。从上面看，腿呈"W"形

参考文献

原著前言

1. **Graham HK, Rosenbaum P, Paneth N, et al.** (2016) Cerebral palsy. *Nat Rev Dis Primers* 2: 1–24.
2. **Novak I (2014)** Evidence-based diagnosis, health care, and rehabilitation for children with cerebral palsy. *J Child Neurol* 29: 1141–1156.
3. **Franki I, Desloovere K, De Cat J, et al.** (2012) The evidence-base for conceptual approaches and additional therapies targeting lower-limb function in children with cerebral palsy: a systematic review using the ICF as a framework. *J Rehabil Med* 44: 396–405.
4. **Gage JR (1991)** *Gait Analysis in Cerebral Palsy.* London: Mac Keith Press.
5. **Bailes A, Gannotti M, Bellows DM, Shusterman M, Lyman J (2018)** On the journey together translating the GMFCS into practice: clinician and caregiver perspectives. AACPDM 2018 instructional course.
6. **Nieuwenhuijsen C, van der Laar Y, Donkervoort M, Nieuwstraten W, Roebroeck ME, Stam HJ (2008)** Unmet needs and health care utilization in young adults with cerebral palsy. *Disabil Rehabil* 30: 1254–1262.
7. **Murkoff H, Mazel S (1984)** *What to Expect When You're Expecting.* New York: Workman Publishing Co., Inc.
8. **Gross PH, Bailes AF, Horn SD, et al.** (2018) Setting a patient-centered research agenda for cerebral palsy: a participatory action research initiative. *Dev Med Child Neurol* 60: 1278–1284.
9. **Palisano R, Rosenbaum P, Walter S, Russell D, Wood E, Galuppi B (1997)** Development and reliability of a system to classify gross motor function in children with cerebral palsy. *Dev Med Child Neurol* 39: 214–223.
10. **Glader L, Stevenson R (2019)** *Children and Youth with Complex Cerebral Palsy.* London: Mac Keith Press.

第一章 脑性瘫痪

第一节 概述

1. **Rosenbaum P, Paneth N, Leviton A, Goldstein M, Bax M (2007)** A report: the definition and classification of cerebral palsy April 2006. *Dev Med Child Neurol* 49 Suppl 2: 8–14.
2. **Graham HK (2014)** Cerebral palsy prevention and cure: vision or mirage? A personal view. *J Paediatr Child Health* 50: 89–90.

第二节 病因、高危因素及患病率

1. **World Health Organization (WHO) (2019)** *Health Topics: Risk Factors.* [online]

Available at: <who.int/topics/risk_factors/en/>.

2. **Gillette Children's Specialty Healthcare (2019)** *What Is Cerebral Palsy?* [online] Available at: <gillettechildrens.org/conditions-care/cerebral-palsy/what-is-cerebral-palsy>.

3. **Nelson KB (2008)** Causative factors in cerebral palsy. *Clin Obstet Gynecol* 51: 749–762.

4. **Klebanoff MA (2009)** The collaborative perinatal project: a 50-year prospective. *Pediatr Perinat Epidemiol* 23: 2–8.

5. **Graham HK, Thomason P, Novacheck TF (2014)** Cerebral palsy. In: Weinstein SL, Flynn JM, editors, *Lovell and Winter's Pediatric Orthopedics, Level 1 and 2.* Philadelphia: Lippincott Williams & Wilkins, pp 484–554.

6. **Hadders-Algra M (2014)** Early diagnosis and early intervention in cerebral palsy. *Front Neurol* 5(185): 1–13.

7. **Graham HK, Rosenbaum P, Paneth N, et al. (2016)** Cerebral palsy. *Nat Rev Dis Primers* 2: 1–24.

8. **Rosenbaum P, Rosenbloom L (2012)** *Cerebral Palsy: From Diagnosis to Adulthood.* London: Mac Keith Press.

9. **Oskoui M, Coutinho F, Dykeman J, Jetté N, Pringsheim T (2013)** An update on the prevalence of cerebral palsy: a systematic review and meta-analysis. *Dev Med Child Neurol* 55: 509–519.

10. **Galea C, Mcintyre S, Smithers-Sheedy H, et al. (2019)** Cerebral palsy trends in Australia (1995–2009): a population-based observational study. *Dev Med Child Neurol* 61: 186–193.

11. **Australian Cerebral Palsy Register (ACPR) Group (2013)** *Australian Cerebral Palsy Register Report 2013.* [pdf] Available at: <cerebralpalsy.org.au/wp-content/uploads/2013/04/ACPR-Report_Web_2013.pdf>.

12. **National Institutes of Health (NIH) (2019)** *Estimates of Funding for Various Research, Condition, and Disease Categories (RCDC).* [online] Available at: <report.nih.gov/categorical_spending.aspx>.

第三节　诊断

1. **McIntyre S, Morgan C, Walker K, Novak I (2011)** Cerebral palsy—don't delay. *Dev Disabil Res Rev* 17: 114–129.

2. **Graham HK, Rosenbaum P, Paneth N, et al. (2016)** Cerebral palsy. *Nat Rev Dis Primers* 2: 1–24.

3. **Campbell SK, Kolobe TH, Osten ET, Lenke M, Girolami GL (1995)** Construct validity of the test of infant motor performance. *Phys Ther* 75: 585–596.

4. **Novak I, Morgan C, Adde L, et al. (2017)** Early, accurate diagnosis and early intervention in cerebral palsy: advances in diagnosis and treatment. *JAMA Pediatr* 171: 897–907.

5. **Novak I (2014)** Evidence-based diagnosis, health care, and rehabilitation for children with cerebral palsy. *J Child Neurol* 29: 1141–1156.

6. **Lach LM, Rosenbaum P, Bailey S, et al. (2014)** Parenting a child with cerebral palsy: family and social issues. In: Dan B, Mayston M, Paneth N, Rosenbloom L, editors, *Cerebral Palsy: Science and Clinical Practice.* London: Mac Keith Press, pp 27–42.

7. **Wittenberg GF (2009)** Neural plasticity and treatment across the lifespan for motor deficits in cerebral palsy. *Dev Med Child Neurol* 51 Suppl 4: 130–133.
8. **Graham HK, Thomason P, Novacheck TF (2014)** Cerebral palsy. In: Weinstein SL, Flynn JM, editors, *Lovell and Winter's Pediatric Orthopedics, Level 1 and 2.* Philadelphia: Lippincott Williams & Wilkins, pp 484–554.

第四节　国际功能, 残疾和健康分类
1. **WHO (2001)** *International Classification of Functioning, Disability and Health.* [online]. Available at: <who.int/classifications/icf/en/>.
2. **WHO (2002)** *Towards a Common Language for Functioning, Disability and Health.* [pdf] Available at: <who.int/classifications/icf/icfbeginnersguide.pdf>.
3. **Rosenbaum P, Paneth N, Leviton A, Goldstein M, Bax M (2007)** A report: the definition and classification of cerebral palsy April 2006. *Dev Med Child Neurol* 49 Suppl 2: 8–14.
4. **Holsbeeke L, Ketelaar M, Schoemaker MM, Gorter JW (2009)** Capacity, capability, and performance: different constructs or three of a kind? *Arch Phys Med Rehabil* 90(5): 849–855.
5. **Rosenbaum P, Gorter JW (2012)** The "F-words" in childhood disability: I swear this is how we should think! *Child Care Health Dev* 38(4): 457–463.
6. **Novak I (2014)** Evidence-based diagnosis, health care, and rehabilitation for children with cerebral palsy. *J Child Neurol* 29(8): 1141–1156.

第五节　运动功能和粗大运动里程碑
1. **WHO Multicentre Growth Reference Study Group (2006)** WHO Motor Development Study: windows of achievement for six gross motor development milestones. *Acta Paediatr Suppl* 450: 86–95.
2. **Rosenbaum P, Rosenbloom L (2012)** *Cerebral Palsy: From Diagnosis to Adulthood.* London: Mac Keith Press.
3. **Damiano DL (2006)** Activity, activity, activity: rethinking our physical therapy approach to cerebral palsy. *Phy Ther* 86(11): 1534–1540.
4. **Russell DJ, Rosenbaum PL, Cadman DT, Gowland C, Hardy S, Jarvis S (1989)** The gross motor function measure: a means to evaluate the effects of physical therapy. *Dev Med Child Neurol* 31(3): 341–352.
5. **Russell D, Rosenbaum PL, Avery L, Lane M (2002)** *The Gross Motor Function Measure (GMFM-66 and GMFM-88) Users' Manual.* London: Mac Keith Press.

第六节　分型
1. **Rosenbaum P, Rosenbloom L (2012)** *Cerebral Palsy: From Diagnosis to Adulthood.* London: Mac Keith Press.
2. **Graham HK, Rosenbaum P, Paneth N, et al. (2016)** Cerebral palsy. *Nat Rev Dis Primers* 2: 1–24.
3. **Cans C (2000)** Surveillance of cerebral palsy in Europe: a collaboration of cerebral palsy surveys and registers. *Dev Med Child Neurol* 42: 816–824.
4. **Rosenbaum P (2014)** Definition and clinical classification. In: Dan B, Mayston M, Paneth N, Rosenbloom L, editors, *Cerebral Palsy: Science and Clinical Practice.* London: Mac Keith Press, pp 17–26.
5. **Graham HK, Thomason P, Novacheck TF (2014)** Cerebral palsy. In: Weinstein

SL, Flynn JM, editors, *Lovell and Winter's Pediatric Orthopedics, Level 1 and 2*. Philadelphia: Lippincott Williams & Wilkins, pp 484–554.

6. National Institute of Neurological Disorders and Stroke (NINDS) (2019) *Spasticity Information Page*. [pdf] Available at: <ninds.nih.gov/disorders/all-disorders/spasticity-information-page>.

7. Lance JW (1980) Pathophysiology of spasticity and clinical experience with baclofen. In: Feldman RG, Young RR, Koella WP, editors, *Spasticity: Disordered Motor Control*. Chicago: Year Book Medical, pp 183–203.

8. NINDS (2019) *Dystonias Information Page*. [pdf] Available at: <ninds.nih.gov/Disorders/All-Disorders/Dystonias-Information-Page>.

9. NINDS (2019) *Chorea Information Page*. [pdf] Available at: <ninds.nih.gov/Disorders/All-Disorders/Chorea-Information-Page>.

10. NINDS (2019) *Ataxias and Cerebellar or Spinocerebellar Degeneration Information Page*. [pdf] Available at: <ninds.nih.gov/Disorders/All-Disorders/Ataxias-and-Cerebellar-or-Spinocerebellar-Degeneration-Information-Page>.

11. Palisano R, Rosenbaum P, Walter S, Russell D, Wood E, Galuppi B (1997) Development and reliability of a system to classify gross motor function in children with cerebral palsy. *Dev Med Child Neurol* 39(4): 214–223.

12. Palisano RJ, Rosenbaum P, Bartlett D, Livingston MH (2008) Content validity of the expanded and revised Gross Motor Function Classification System. *Dev Med Child Neurol* 50: 744–750.

13. Alriksson-Schmidt A, Nordmark E, Czuba T, Westbom L (2017) Stability of the Gross Motor Function Classification System in children and adolescents with cerebral palsy: a retrospective cohort registry study. *Dev Med Child Neurol* 59: 641–646.

14. Morris C, Galuppi BE, Rosenbaum PL (2004) Reliability of family report for the Gross Motor Function Classification System. *Dev Med Child Neurol* 46(7): 455–460.

15. Kinsner-Ovaskainen A, Lanzoni M, Delobel M, Ehlinger V, Arnaud C, Martin S (2017) *Surveillance of Cerebral Palsy in Europe: Development of the JRC-SCPE Central Database and Public Health Indicators*. [pdf] Available at: <publications.jrc.ec.europa.eu/repository/bitstream/JRC109418/kjna28935enn.pdf>.

16. McCormick A, Brien M, Plourde J, et al. (2007) Stability of the Gross Motor Function Classification System in adults with cerebral palsy. *Dev Med Child Neurol* 49: 265–269.

17. Gorter JW, Rosenbaum PL, Hanna SE, et al. (2004) Limb distribution, motor impairment, and functional classification of cerebral palsy. *Dev Med Child Neurol* 46(7): 461–467.

18. Himmelmann K, Beckung E, Hagberg G, Uvebrant P (2006) Gross and fine motor function and accompanying impairments in cerebral palsy. *Dev Med Child Neurol* 48(6): 417–523.

19. Shevell MI, Dagenais L, Hall N; REPACQ Consortium (2009) The relationship of cerebral palsy subtype and functional motor impairment: a population-based study. *Dev Med Child Neurol* 51(11): 872–877.

20. Hidecker MJC, Ho NT, Dodge N, et al. (2012) Inter-relationships of functional status in cerebral palsy: analyzing gross motor function, manual ability, and

communication function classification systems in children. *Dev Med Child Neurol* 54: 737–742.

21. **ACPR Group (2013)** *Australian Cerebral Palsy Register Report.* [pdf] Available at: <cerebralpalsy.org.au/wp-content/uploads/2013/04/ACPR-Report_Web_2013.pdf>.

22. **Eliasson AC, Krumlinde-Sundholm L, Rösblad B, et al.** (2006) The Manual Ability Classification System (MACS) for children with cerebral palsy: scale development and evidence of validity and reliability. *Dev Med Child Neurol* 48: 549–554.

23. **Eliasson AC, Ullenhag A, Wahlström U, Krumlinde-Sundholm L (2017)** Mini-MACS: development of the Manual Ability Classification System for children younger than 4 years of age with signs of cerebral palsy. *Dev Med Child Neurol* 59(1): 72–78.

24. **Hidecker MJC, Paneth N, Rosenbaum PL, et al.** (2011) Developing and validating the Communication Function Classification System (CFCS) for individuals with cerebral palsy. *Dev Med Child Neurol* 53(8): 704–710.

25. **Shevell M (2018)** Cerebral palsy to cerebral palsy spectrum disorder: Time for a name change. *Neurology* (epub ahead of print).

26. **Rosenbaum PL, Walter SD, Hanna SE, et al.** (2002) Prognosis for gross motor function in cerebral palsy. *JAMA* 288(11): 1357–1363.

27. **Hanna SE, Bartlett DJ, Rivard LM, Russell DJ (2008)** Reference curves for the Gross Motor Function Measure: percentiles for clinical description and tracking over time among children with cerebral palsy. *Phys Ther* 88(5): 596–607.

第二章　痉挛型双瘫
第一节　概述

1. **Gage JR (1991)** *Gait Analysis in Cerebral Palsy.* London: Mac Keith Press.
2. **Horstmann HM, Bleck EE (2007)** *Orthopedic Management in Cerebral Palsy.* London: Mac Keith Press.

第二节　脑损伤

1. **Gage JR (1991)** *Gait Analysis in Cerebral Palsy.* London: Mac Keith Press.
2. **Hadders-Algra M (2014)** Early diagnosis and early intervention in cerebral palsy. *Front Neurol* 5(185): 1–13.
3. **Graham HK, Rosenbaum P, Paneth N, et al.** (2016) Cerebral palsy. *Nat Rev Dis Primers* 2: 1–24.
4. **Wittenberg GF (2009)** Neural plasticity and treatment across the lifespan for motor deficits in cerebral palsy. *Dev Med Child Neurol* 51 Suppl 4: 130–133.
5. **Novak I, McIntyre S, Morgan C, et al.** (2013) A systematic review of interventions for children with cerebral palsy: state of the evidence. *Dev Med Child Neurol* 55: 885–910.

第三节　生长与发育

1. **Centers for Disease Control and Prevention (CDC) (2001)** *Birth to 36 Months: Boys.* [pdf] Available at: <cdc.gov/growthcharts/data/set1clinical/cj41l017.pdf>.
2. **Keogh J, Sugden DA (1985)** *Movement Skill Development.* London: Macmillan.
3. **CDC (2015)** *BAM! Body and Mind.* [online] Available at: <cdc.gov/bam/body/

body-qa.html#3>.

4. Day SM, Strauss DJ, Vachon PJ, Rosenbloom L, Shavelle RM, Wu YW (2007) Growth patterns in a population of children and adolescents with cerebral palsy. *Dev Med Child Neurol* 49: 167–171.

5. Brooks J, Day S, Shavelle R, Strauss D (2011) Low weight, morbidity, and mortality in children with cerebral palsy: new clinical growth charts. *Pediatrics* 128(2): e299–307.

6. CDC (2000) *2 to 20 Years: Girls.* [pdf] Available at: <cdc.gov/growthcharts/data/set2clinical/cj41c072.pdf>.

7. CDC (2001) *2 to 20 Years: Boys.* [pdf] Available at: <cdc.gov/growthcharts/data/set1clinical/cj41l021.pdf>.

8. Wright CM, Reynolds L, Ingram E, Cole TJ, Brooks J (2017) Validation of US cerebral palsy growth charts using a UK cohort. *Dev Med Child Neurol* 59(9): 933–938.

第四节　骨骼、肌肉、关节和运动

1. Kendall FP, Kendall McCreary E, Provance PG, McIntyre Rodgers M, Romani WA (2005) *Muscles: Testing and Function, with Posture and Pain.* Baltimore: Lippincott Williams & Wilkins.

2. Hislop HJ, Montgomery J (1995) *Daniels and Worthingham's Muscle Testing Techniques of Manual Examination.* Philadelphia: WB Saunders Company.

3. Khot A, Sloan S, Desai S, Harvey A, Wolfe R, Graham HK (2008) Adductor release and chemodenervation in children with cerebral palsy: a pilot study in 16 children. *J Child Orthop* 2(4): 293–299.

4. Stout JL, Novacheck TF, Gage JR, Schwartz MH (2009) Treatment of crouch gait. In: Gage JR, Schwartz MH, Koop SE, Novacheck TF, editors, *The Identification and Treatment of Gait Problems in Cerebral Palsy.* London: Mac Keith Press, pp 555–578.

5. Van Campenhout A, Bar-On L, Desloovere K, Huenaerts C, Molenaers G (2015) Motor endplate-targeted botulinum toxin injections of the gracilis muscle in children with cerebral palsy. *Dev Med Child Neurol* 57(5): 476–483.

第五节　正常步行

1. Gage JR, Schwartz MH (2009) Normal gait. In: Gage JR, Schwartz MH, Koop SE, Novacheck TF, editors, *The Identification and Treatment of Gait Problems in Cerebral Palsy.* London: Mac Keith Press, pp 31–64.

第六节　原发性畸形

1. Gage JR (1991) *Gait Analysis in Cerebral Palsy.* London: Mac Keith Press.

2. Gage JR, Novacheck TF (2001) An update on the treatment of gait problems in cerebral palsy. *J Ped Orthop B* 10: 265–274.

3. Graham HK, Rosenbaum P, Paneth N, et al. (2016) Cerebral palsy. *Nat Rev Dis Primers* 2: 1–24.

4. Gage JR, Schwartz MH (2009) Consequences of brain injury on musculoskeletal development. In: Gage JR, Schwartz MH, Koop SE, Novacheck TF, editors, *The Identification and Treatment of Gait Problems in Cerebral Palsy.* London: Mac Keith Press, pp 107–129.

5. Dewar R, Love S, Johnston LM (2015) Exercise interventions improve postural control in children with cerebral palsy: a systematic review. *Dev Med Child Neurol* 57(6): 504–420.
6. NINDS (2019) *Spasticity Information Page*. [pdf] Available at: <ninds.nih.gov/disorders/all-disorders/spasticity-information-page>.
7. Lance JW (1980) Pathophysiology of spasticity and clinical experience with baclofen. In: Feldman RG, Young RR, Koella WP, editors, *Spasticity: Disordered Motor Control*. Chicago: Year Book Medical, pp 183–203.
8. Khot A, Sloan S, Desai S, Harvey A, Wolfe R, Graham HK (2008) Adductor release and chemodenervation in children with cerebral palsy: a pilot study in 16 children. *J Child Orthop* 2(4): 293–299.
9. Stout JL, Novacheck TF, Gage JR, Schwartz MH (2009) Treatment of crouch gait. In: Gage JR, Schwartz MH, Koop SE, Novacheck TF, editors, *The Identification and Treatment of Gait Problems in Cerebral Palsy*. London: Mac Keith Press, pp 555–578.
10. Van Campenhout A, Bar-On L, Desloovere K, Huenaerts C, Molenaers G (2015) Motor endplate-targeted botulinum toxin injections of the gracilis muscle in children with cerebral palsy. *Dev Med Child Neurol* 57(5): 476–483.
11. NINDS (2019) *Dystonias Information Page*. [pdf] Available at: <ninds.nih.gov/Disorders/All-Disorders/Dystonias-Information-Page>.
12. Wiley ME, Damiano DL (1998) Lower-extremity strength profiles in spastic cerebral palsy. *Dev Med Child Neurol* 40: 100–107.
13. Pirila S, van der Meere J, Korhonen P, et al. (2004) A retrospective neurocognitive study in children with spastic diplegia. *Dev Neuropsychol* 26(3): 679–690.
14. Bottcher L (2010) Children with spastic cerebral palsy, their cognitive functioning, and social participation: a review. *Child Neuropsychol* 16: 209–228.
15. Shevell MI, Dagenais L, Hall N; REPACQ Consortium (2009) Comorbidities in cerebral palsy and their relationship to neurologic subtype and GMFCS level. *Neurology* 72(24): 2090–2096.
16. Dufresne D, Dagenais L, Shevell MI; REPACQ Consortium (2014) Spectrum of visual disorders in a population-based cerebral palsy cohort. *Pediatr Neurol* 50(4): 324–328.
17. Zhang JY, Oskoui M, Shevell M (2015) A population-based study of communication impairment in cerebral palsy. *J Child Neurol* 30(3): 277–284.

第七节　继发性畸形

1. Yau KI, Chang MH (1993) Growth and body composition of preterm, small-for-gestational-age infants at a postmenstrual age of 37–40 weeks. *Early Hum Dev* 33(2): 117–131.
2. Gough M, Shortland AP (2012) Could muscle deformity in children with spastic cerebral palsy be related to an impairment of muscle growth and altered adaptation? *Dev Med Child Neurol* 54(6): 495–499.
3. Gage JR, Novacheck TF (2001) An update on the treatment of gait problems in cerebral palsy. *J Ped Orthop B* 10: 265–274.
4. Nordmark E, Hägglund G, Lauge-Pedersen H, Wagner P, Westbom L (2009) Development of lower limb range of motion from early childhood to adolescence

in cerebral palsy: a population-based study. *BMC Med* 28(7): 65.

5. Graham HK, Rosenbaum P, Paneth N, et al. (2016) Cerebral palsy. *Nat Rev Dis Primers* 2: 1–24.

6. Tosi LL, Maher N, Windlow Moore D, Goldstein M, Laisen M (2009) Adults with cerebral palsy: a workshop to define the challenges of treating and preventing secondary musculoskeletal and neuromuscular complications in this rapidly growing population. *Dev Med Child Neurol* 51 Suppl 4: 2–11.

7. Barber L, Hastings-Ison T, Baker R, Barrett R, Lichtwark G (2011) Medial gastrocnemius muscle volume and fascicle length in children aged 2 to 5 years with cerebral palsy. *Dev Med Child Neurol* 53(6): 543–548.

8. Herskind A, Ritterband-Rosenbaum A, Willerslev-Olsen M, et al. (2016) Muscle growth is reduced in 15-month-old children with cerebral palsy. *Dev Med Child Neurol* 58(5): 485–491.

9. Graham HK, Selber P (2003) Musculoskeletal aspects of cerebral palsy. *J Bone Joint Surg* 85-B(2): 157–166.

10. Gage JR (1991) *Gait Analysis in Cerebral Palsy*. London: Mac Keith Press.

11. American Academy for Cerebral Palsy and Developmental Medicine (AACPDM) (2017) *Hip Surveillance in Cerebral Palsy*. [online] Available at: <aacpdm.org/publications/care-pathways/hip-surveillance>.

12. Elkamil AI, Andersen GL, Hägglund G, Lamvik T, Skranes J, Vik T (2011) Prevalence of hip dislocation among children with cerebral palsy in regions with and without a surveillance programme: a cross sectional study in Sweden and Norway. *BMC Musculoskelet Disord* 12: 284.

13. Soo B, Howard JJ, Boyd RN, et al. (2006) Hip displacement in cerebral palsy. *J Bone Joint Surg Am* 88(1): 121–129.

14. Graham HK, Thomason P, Novacheck TF (2014) Cerebral palsy. In: Weinstein SL, Flynn JM, editors, *Lovell and Winter's Pediatric Orthopedics, Level 1 and 2*. Philadelphia: Lippincott Williams & Wilkins, pp 484–554.

15. Walker K (2009) Radiographic evaluation of the patient with cerebral palsy. In: Gage JR, Schwartz MH, Koop SE, Novacheck TF, editors, *The Identification and Treatment of Gait Problems in Cerebral Palsy*. London: Mac Keith Press, pp 244–259.

16. Wise (2015) *Orthopedic Manual Physical Therapy*. Philadelphia: F.A. Davis Company.

17. Koop SE (2009) Musculoskeletal growth and development. In: Gage JR, Schwartz MH, Koop SE, Novacheck TF, editors, *The Identification and Treatment of Gait Problems in Cerebral Palsy*. London: Mac Keith Press, pp 21–30.

18. Inman VT, Ralston HJ, Todd F (1981) *Human Walking*. Baltimore: Williams & Wilkins.

第八节　三级畸形

1. Gage JR, Novacheck TF (2001) An update on the treatment of gait problems in cerebral palsy. *J Ped Orthop B* 10: 265–274.

第九节　痉挛型双瘫的步态

1. Stout JL (2017) Development and analysis of gait. In: Palisano RJ, Orlin MN,

Schreiber J, editors, *Campbell's Physical Therapy for Children*. St. Louis: Elsevier, Chapter 34 (online only).

2. **Palisano RJ, Rosenbaum P, Bartlett D, Livingston MH (2008)** Content validity of the expanded and revised Gross Motor Function Classification System. *Dev Med Child Neurol* 50: 744–750.

3. **Rodda JM, Graham HK, Carson L, Galea MP, Wolfe R (2004)** Sagittal gait patterns in spastic diplegia. *J Bone Joint Surg Br* 86(2): 251–258.

4. **Steele KM, Shuman BR, Schwartz MH (2017)** Crouch severity is a poor predictor of elevated oxygen consumption in cerebral palsy. *J Biomech* 60: 170–174.

5. **Rethlefsen SA, Blumstein G, Kay RM, Dorey F, Wren TAL (2017)** Prevalence of specific gait abnormalities in children with cerebral palsy revisited: influence of age, prior surgery, and Gross Motor Function Classification System level. *Dev Med Child Neurol* 59: 79–88.

6. **Õunpuu S, Gorton G, Bagley A, et al.** (2015) Variation in kinematic and spatiotemporal gait parameters by Gross Motor Function Classification System level in children and adolescents with cerebral palsy. *Dev Med Child Neurol* 57: 955–962.

7. **Johnson DC, Damiano DL, Abel MF (1997)** The evolution of gait in childhood and adolescent cerebral palsy. *J Pediatr Orthop* 17(3): 392–396.

8. **Bell KJ, Õunpuu S, DeLuca PA, Romness MJ (2002)** Natural progression of gait in children with cerebral palsy. *J Pediatr Orthop* 22: 677–682.

9. **Gough M, Eve LC, Robinson RO, Shortland AP (2004)** Short-term outcome of multilevel surgical intervention in spastic diplegic cerebral palsy compared with the natural history. *Dev Med Child Neurol* 46: 91–97.

10. **Stout JL, Novacheck TF, Gage JR, Schwartz MH (2009)** Treatment of crouch gait. In: Gage JR, Schwartz MH, Koop SE, Novacheck TF, editors, *The Identification and Treatment of Gait Problems in Cerebral Palsy*. London: Mac Keith Press, pp 555–578.

11. **Rozumalski A, Schwartz MH (2009)** Crouch gait patterns defined using k-means cluster analysis are related to underlying clinical pathology. *Gait Posture* 30(2): 155–160.

12. **Gage JR (1991)** *Gait Analysis in Cerebral Palsy*. London: Mac Keith Press.

第三章 痉挛型双瘫的管理和干预：20岁前

第一节 概述

1. **Rosenbaum P, Rosenbloom L, Mayston M (2012)** Therapists and therapies in cerebral palsy. In: Rosenbaum P, Rosenbloom L, editors, *Cerebral Palsy: From Diagnosis to Adulthood*. London: Mac Keith Press, pp 124–148.

第二节 什么是最佳实践

1. **Gillette Children's Specialty Healthcare (2016a)** *Therapy Care Planning: Episodes of Care*. Unpublished patient leaflet.

2. **Stivers T (2012)** Physician-child interaction: when children answer physicians' questions in routine medical encounters. *Patient Educ Couns* 87(1): 3–9.

3. **Martinek TJ (1996)** Fostering hope in youth: A model for explaining learned

helplessness in physical activity. *Quest* 48: 409–421.

4. Jahnsen R, Villien L, Aamodt G, Stanghelle JK, Holm I (2003) Physiotherapy and physical activity—experiences of adults with cerebral palsy, with implications for children. *Adv Physiother* 5: 21–32.

5. CanChild (2019) *Family-Centred Service*. [online] Available at: <canchild.ca/en/research-in-practice/family-centred-service>.

6. Sackett DL, Rosenberg WM, Gray JA, Haynes RB, Richardson WS (1996) Evidence based medicine: what it is and what it is not. *BMJ* 312: 71–72.

7. Palisano RJ (2006) A collaborative model of service delivery for children with movement disorders: a framework for evidence-based decision making. *Phys Ther* 86: 1295–1305.

8. Mayston M (2018) More studies are needed in paediatric neurodisability. (Editorial) *Dev Med Child Neurol* 60(10): 966.

9. Morris ZS, Wooding S, Grant J (2011) The answer is 17 years, what is the question: understanding time lags in translational research. *J R Soc Med* 104(12): 510–520.

10. Deville C, McEwen I, Arnold SH, Jones M, Zhao YD (2015) Knowledge translation of the Gross Motor Function Classification System among pediatric physical therapists. *Pediatr Phys Ther* 27(4): 376–384.

11. Bailes AF, Gannotti M, Bellows DM, Shusterman M, Lyman J, Horn SD (2018) Caregiver knowledge and preferences for gross motor function information in cerebral palsy. *Dev Med Child Neurol* 60(12): 1264–1270.

12. Thomason P, Baker R, Dodd K, et al. (2011) Single-event multilevel surgery in children with spastic diplegia: a pilot randomized controlled trial. *J Bone Joint Surg Am* 93: 451–460.

13. Gross PH, Bailes AF, Horn SD, et al. (2018) Setting a patient-centered research agenda for cerebral palsy: a participatory action research initiative. *Dev Med Child Neurol* 60: 1278–1284.

14. Gillette Children's Specialty Healthcare (2016b) *Cerebral Palsy Road Map: What to Expect as Your Child Grows*. [pdf] Available at: <gillettechildrens.org/assets/uploads/care-and-conditions/CP_Roadmap.pdf>.

15. Wallwiener M, Brucker SY, Wallwiener D, Steering Committee (2012) Multidisciplinary breast centres in Germany: a review and update of quality assurance through benchmarking and certification. *Arch Gynecol Obstet* 285(6): 1671–1683.

16. Gage JR (1991) *Gait Analysis in Cerebral Palsy*. London: Mac Keith Press.

17. Keogh J, Sugden DA (1985) *Movement Skill Development*. London: Macmillan.

18. Chiarello L, Catalino T (2017) Infants, toddlers, and their families: early intervention services under IDEA. In: Palisano RJ, Orlin MN, Schreiber J, editors, *Campbell's Physical Therapy for Children*. St. Louis: Elsevier, pp 703–722.

19. Löwing K, Bexelius A, Brogren Carlberg E (2009) Activity focused and goal directed therapy for children with cerebral palsy—do goals make a difference? *Disabil Rehabil* 31(22): 1808–1816.

20. Phoenix M, Rosenbaum P (2014) Development and implementation of a pediatric rehabilitation care path for hard-to-reach families: a case report. *Child Care Health Develop* 41 (3): 494–499.

21. **Vroland-Nordstrand K, Eliasson A-C, Jacobsson H, Johansson U, Krumlinde-Sundholm L (2016)** Can children identify and achieve goals for intervention? A randomized trial comparing two goal-setting approaches. *Dev Med Child Neurol* 58: 589–596.
22. **Rosenbaum P, Rosenbloom L (2012)** *Cerebral Palsy: From Diagnosis to Adulthood.* London: Mac Keith Press.

第三节 临床治疗

1. **Rosenbaum P, Rosenbloom L, Mayston M (2012)** Therapists and therapies in cerebral palsy. In: Rosenbaum P, Rosenbloom L, editors, *Cerebral Palsy: From Diagnosis to Adulthood.* London: Mac Keith Press, pp 124–148.
2. **World Confederation for Physical Therapy (WCPT) (2019)** [online] Available at: <wcpt.org>.
3. **Damiano DL (2006)** Activity, activity, activity: rethinking our physical therapy approach to cerebral palsy. *Phy Ther* 86(11): 1534–1540.
4. **American Physical Therapy Association (APTA) (2012)** *Intensity of Service in an Outpatient Setting for Children with Chronic Conditions.* [pdf] Available at: <pediatricapta.org/includes/fact-sheets/pdfs/12%20Intensity%20of%20Service.pdf>.
5. **Franki I, Desloovere K, De Cat J, et al. (2012)** The evidence-base for conceptual approaches and additional therapies targeting lower-limb function in children with cerebral palsy: a systematic review using the ICF as a framework. *J Rehabil Med* 44(5): 396–405.
6. **Novak I, McIntyre S, Morgan C, et al. (2013)** A systematic review of interventions for children with cerebral palsy: state of the evidence. *Dev Med Child Neurol* 55: 885–910.
7. **Ziring PR, Brazdziunas D, Cooley WC, et al. (1999)** American Academy of Pediatrics. Committee on Children with Disabilities. The treatment of neurologically impaired children using patterning. *Pediatrics* 104(5 pt1): 1149–1151.
8. **Pin T, Dyke P, Chan M (2006)** The effectiveness of passive stretching in children with cerebral palsy. *Dev Med Child Neurol* 48(10): 855–862.
9. **Graham HK, Rosenbaum P, Paneth N, et al. (2016)** Cerebral palsy. *Nat Rev Dis Primers* 2: 1–24.
10. **Gorter JW, Becher J, Oosterom I, et al. (2007)** To stretch or not to stretch in children with cerebral palsy. *Dev Med Child Neurol* 49(10): 797–800.
11. **Wiley ME, Damiano DL (1998)** Lower-extremity strength profiles in spastic cerebral palsy. *Dev Med Child Neurol* 40: 100–107.
12. **Damiano DL, Arnold AS, Steele KM, Delp SL (2010)** Can strength training predictably improve gait kinematics? A pilot study on the effects of hip and knee extensor strengthening on lower-extremity alignment in cerebral palsy. *Phys Ther* 90(2): 269–279.
13. **Dodd KJ, Taylor NF, Damiano DL (2002)** A systematic review of the effectiveness of strength-training programs for people with cerebral palsy. *Arch Phys Med Rehabil* 83(8): 1157–1164.
14. **Scholtes VA, Becher JG, Janssen-Potten YJ, Dekkers H, Smallenbroek L,**

Dallmeijer AJ (2012) Effectiveness of functional progressive resistance exercise training on walking ability in children with cerebral palsy: a randomized controlled trial. *Res Dev Disabil* 33(1): 181–188.

15. **Taylor NF, Dodd KJ, Baker RJ, Willoughby K, Thomason P, Graham HK (2013)** Progressive resistance training and mobility-related function in young people with cerebral palsy: a randomized controlled trial. *Dev Med Child Neurol* 55(9): 806–812.

16. **Stout JL (2017)** Physical fitness during childhood and adolescence. In: Palisano RJ, Orlin MN, Schreiber J, editors, *Campbell's Physical Therapy for Children*. St. Louis: Elsevier, pp 117–144.

17. **Damiano DL (2014)** Progressive resistance exercise increases strength but does not improve objective measures of mobility in young people with cerebral palsy. *J Physiother* 60: 58.

18. **Orlin MN, Pierce SR, Stackhouse CL, et al. (2005)** Immediate effect of percutaneous intramuscular stimulation during gait in children with cerebral palsy: a feasibility study. *Dev Med Child Neurol* 47(10): 684–690.

19. **Postans NJ, Granat MH (2005)** Effect of functional electrical stimulation, applied during walking, on gait in spastic cerebral palsy. *Dev Med Child Neurol* 47(1): 46–52.

20. **Van der Linden ML, Hazlewood ME, Hillman SJ, Robb JE (2008)** Functional electrical stimulation to the dorsiflexors and quadriceps in children with cerebral palsy. *Pediatr Phys Ther* 20(1): 23–29.

21. **Prosser LA, Curatalo LA, Alter KE, Damiano DL (2012)** Acceptability and potential effectiveness of a foot drop stimulator in children and adolescents with cerebral palsy. *Dev Med Child Neurol* 54(11): 1044–1049.

22. **American Occupational Therapy Association (AOTA) (2019)** *Patients & Clients: Learn about Occupational Therapy*. [online] Available at: <aota.org/About-Occupational-Therapy/Patients-Clients.aspx>.

23. **Royal College of Speech and Language Therapists (RCSLT) (2017)** *Speech and Language Therapy*. [pdf] Available at: <rcslt.org/speech_and_language_therapy/slt_work_settings/justice_slcn/justice_evidence_base2017>.

24. **AACPDM (n.d.)** *Executive Function in Individuals with Cerebral Palsy, Spina Bifida, and Brain Injury*. [pdf] Available at: <aacpdm.org/UserFiles/file/ExecutiveFunctionFactSheet.pdf>.

25. **Bailes AF, Reder R, Burch C (2008)** Development of guidelines for determining frequency of therapy services in a pediatric medical setting. *Pediatr Phys Ther* 20(2): 194–198.

26. **Gillette Children's Specialty Healthcare (2016)** *Rehabilitation Therapies Episodes of Care in Childhood and Adolescence*. [pdf] Available at: <gillettechildrens.org/assets/uploads/care-and-conditions/Episodes_of_Care-English.pdf>.

27. **Lowe A, Schmit J, Wenz A, Harpster K (2015)** *Saddling up for Episodic Care: Presentation Background*. [pdf] Available at: <aacpdm.org/UserFiles/file/BRK7-Lowe.pdf>.

第四节　家庭训练计划

1. **Novak I, McIntyre S, Morgan C, et al. (2013)** A systematic review of

interventions for children with cerebral palsy: state of the evidence. *Dev Med Child Neurol* 55: 885–910.

2. Graham HK, Rosenbaum P, Paneth N, et al. (2016) Cerebral palsy. *Nat Rev Dis Primers* 2: 1–24.

3. American Council on Exercise (2015) *Physical Activity vs. Exercise: What's the Difference?* [online] Available at: <acefitness.org/education-and-resources/lifestyle/blog/5460/physical-activity-vs-exercise-what-s-the-difference>.

4. O'Neil ME, Fragala-Pinkham M, Lennon N, George A, Forman J, Trost SG (2016) Reliability and validity of objective measures of physical activity in youth with cerebral palsy who are ambulatory. *Phys Ther* 96(1): 37–45.

5. Bjornson K, Fiss A, Avery L, et al. (2019) Longitudinal trajectories of physical activity and walking performance by gross motor function classification system level for children with cerebral palsy. *Disabil Rehabil* (epub ahead of print).

6. Bjornson KF, Zhou C, Stevenson R, Christakis D, Song K (2014) Walking activity patterns in youth with cerebral palsy and youth developing typically. *Disabil Rehabil* 36(15): 1279–1284.

7. Obeid J, Balemans AC, Noorduyn SG, Gorter JW, Timmons BW (2014) Objectively measured sedentary time in youth with cerebral palsy compared with age, sex, and season-matched youth who are developing typically: an explorative study. *Phys Ther* 94(8): 1163–1167.

8. Maltais DB, Pierrynowski MR, Galea VA, Bar-Or O (2005) Physical activity level is associated with the O2 cost of walking in cerebral palsy. *Med Sci Sports Exerc* 37(3): 347–353.

9. Ryan JM, Hensey O, McLoughlin B, Lyons A, Gormley J (2014) Reduced moderate-to-vigorous physical activity and increased sedentary behavior are associated with elevated blood pressure values in children with cerebral palsy. *Phys Ther* 94(8): 1144–1153.

10. Slaman J, Roebroeck M, Dallmijer A, et al. (2014) Can a lifestyle intervention program improve physical behavior among adolescents and young adults with spastic cerebral palsy? A randomized controlled trial. *Dev Med Child Neurol* 57(2): 159–166.

11. Maher CA, Toohey M, Ferguson M (2016) Physical activity predicts quality of life and happiness in children and adolescents with cerebral palsy. *Disabil Rehabil* 38(9): 865–869.

12. Zwinkels M, Verschuren O, Balemans A, et al. (2018) Effects of a school-based sports program on physical fitness, physical activity, and cardiometabolic health in youth with physical disabilities: data from the Sport-2-Stay-Fit study. *Front Pediatr* 6: 75.

13. Fowler EG, Kolobe TH, Damiano DL, et al. (2007) Promotion of physical fitness and prevention of secondary conditions for children with cerebral palsy: section on pediatrics research summit proceedings. *Phys Ther* 87(11): 1495–1510.

14. Verschuren O, Peterson MD, Balemans AC, Hurvitz EA (2016) Exercise and physical activity recommendations for people with cerebral palsy. *Dev Med Child Neurol* 58(8): 798–808.

15. WHO (2010) *Global Recommendations on Physical Activity for Health.* [pdf] Available at: <who.int/iris/bitstream/handle/10665/44399/9789241599979_eng.

pdf;jsessionid=62E6290990EE116CAB15A883B0A96C21?sequence=1>.

16. **Tipton CM (2014)** The history of "Exercise Is Medicine" in ancient civilizations. *Adv Physiol Educ* 38(2): 109–117.

17. **Adolph KE, Vereijken B, Shrout PE (2003)** What changes in infant walking and why. *Child Dev* 74(2): 475–497.

18. **Loughborough University Peter Harrison Centre for Disability Sport (n.d.)** *Fit for Life.* [pdf] Available at: <lboro.ac.uk/media/wwwlboroacuk/content/peterharrison centre/downloads/brochures/pdfs/Cerebral%20Palsy%20guide_Fit_for_Life.pdf>.

19. **Loughborough University Peter Harrison Centre for Disability Sport (n.d.)** *Fit for Sport.* [pdf] Available at: <lboro.ac.uk/media/wwwlboroacuk/content/peterharrisoncentre/downloads/brochures/pdfs/Cerebral%20Palsy%20guide_Fit_for_Sport.pdf>.

20. **O'Sullivan J (2016)** "We all have limits. I am not a disabled athlete, I am a Paralympic athlete." *Irish Times* [online] Available at: <irishtimes.com/sport/we-all-have-limits-i-am-not-a-disabled-athlete-i-am-a-paralympic-athlete-1.2787039>.

21. **de Menezes J (2016)** Paralympics 2016: Four 1500m runners finish faster than Rio Olympics gold medal winning time. *Independent* [online] Available at: <independent.co.uk/sport/olympics/paralympics/paralympics-2016-abdellatif-baka-four-1500m-runners-finish-faster-olympic-gold-medal-winningtime-a7239821.html>.

22. **Shapiro J (2012)** Paralympian's pursuit enables aspiring athletes. *NPR* [online] Available at: <npr.org/2012/09/02/160382788/paralympians-pursuit-enables-aspiring-athletes>.

23. **US Paralympics (2018)** *US Olympic Committee Elevates Investment in US Paralympians.* [online] Available at: <teamusa.org/US-Paralympics/Features/2018/September/21/US-Olympic-Committee-Elevates-Investment-in-US-Paralympians>.

24. **WHO Multicentre Growth Reference Study Group (2006)** WHO Motor Development Study: windows of achievement for six gross motor development milestones. *Acta Paediatr Suppl* 450: 86–95.

25. **van der Heide JC, Hadders-Algra M (2005)** Postural muscle dyscoordination in children with cerebral palsy. *Neural Plast* 12(2-3): 197–203.

26. **Gajdosik CG, Cicirello N (2001)** Secondary conditions of the musculoskeletal system in adolescents and adults with cerebral palsy. *Phys Occup Ther Pediatr* 21(4): 49–68.

第五节 矫形器

1. **Novacheck TF, Kroll GJ, Gent G, Rozumalski A, Beattie C, Schwartz MH (2009)** Orthoses. In: Gage JR, Schwartz MH, Koop SE, Novacheck TF, editors, *The Identification and Treatment of Gait Problems in Cerebral Palsy.* London: Mac Keith Press, pp 327–348.

2. **Barr M, Dull A, Lenz A, Holtz K, Matousek S (2014)** Influence of different ankle-foot orthosis types on crouch gait: a retrospective review using computerized gait analysis. *Dev Med Child Neurol* 56 Suppl 5: 87–88.

3. **Ries AJ, Schwartz MH (2019)** Ground reaction and solid ankle-foot orthoses are equivalent for the correction of crouch gait in children with cerebral palsy. *Dev*

Med Child Neurol 61(2): 219–225.

4. **Novak I, McIntyre S, Morgan C, et al.** (2013) A systematic review of interventions for children with cerebral palsy: state of the evidence. *Dev Med Child Neurol* 55: 885–910.

5. **Ries AJ, Novacheck TF, Schwartz MH** (2015) The efficacy of ankle-foot orthoses on improving the gait of children with diplegic cerebral palsy: a multiple outcome analysis. *PMR* 7(9): 922–929.

6. **Aboutorabi A, Arazpour M, Ahmadi Bani M, Saeedi H, Head JS** (2017) Efficacy of ankle foot orthoses types on walking in children with cerebral palsy: a systematic review. *Ann Phys Rehabil Med* 60(6): 393–402.

第六节　降低肌张力

1. **NINDS (2019)** *Spasticity Information Page.* [pdf] Available at: <ninds.nih.gov/disorders/all-disorders/spasticity-information-page>.

2. **Lance JW** (1980) Pathophysiology of spasticity and clinical experience with baclofen. In: Feldman RG, Young RR, Koella WP, editors, *Spasticity: Disordered Motor Control.* Chicago: Year Book Medical, pp 183–203.

3. **NINDS (2019)** *Dystonias Information Page.* [pdf] Available at: <ninds.nih.gov/Disorders/All-Disorders/Dystonias-Information-Page>.

4. **Grunt S, Graham Fieggen A, Jeroen Vermeulen R, Becher JG, Langerak NG** (2014) Selection criteria for selective dorsal rhizotomy in children with spastic cerebral palsy: a systematic review of the literature. *Dev Med Child Neurol* 56: 302–312.

5. **Nicolini-Panisson RDA, Tedesco AP, Folle MR, Donadio MVF** (2018) Selective dorsal rhizotomy in cerebral palsy: selection criteria and postoperative physical therapy protocols. *Rev Paul Pediatr* 36(1): 100–108.

6. **Wang KK, Munger ME, Chen BP, Novacheck TF** (2018) Selective dorsal rhizotomy in ambulant children with cerebral palsy. *J Child Orthop* 12(5): 413–427.

7. **Ward M** (2009) Pharmacologic treatment with oral medications. In: Gage JR, Schwartz MH, Koop SE, Novacheck TF, editors, *The Identification and Treatment of Gait Problems in Cerebral Palsy.* London: Mac Keith Press, pp 349–362.

8. **Novak I, McIntyre S, Morgan C, et al.** (2013) A systematic review of interventions for children with cerebral palsy: state of the evidence. *Dev Med Child Neurol* 55: 885–910.

9. **Molenaers G, Desloovere K** (2009) Pharmacologic treatment with botulinum toxin. In: Gage JR, Schwartz MH, Koop SE, Novacheck TF, editors, *The Identification and Treatment of Gait Problems in Cerebral Palsy.* London: Mac Keith Press, pp 363–380.

10. **Gillette** (2013) *Managing Spasticity.* Unpublished patient leaflet.

11. **Graham HK, Thomason P, Novacheck TF** (2014) Cerebral palsy. In: Weinstein SL, Flynn JM, editors, *Lovell and Winter's Pediatric Orthopedics, Level 1 and 2.* Philadelphia: Lippincott Williams & Wilkins, pp 484–554.

12. **Love SC, Novak I, Kentish M, et al.** (2010) Botulinum toxin assessment, intervention and after-care for lower-limb spasticity in children with cerebral palsy: international consensus statement. *Eur J Neurol* 17(2): 9–37.

13. **Delgado MR, Hirtz D, Aisen M, et al.** (2010) Practice parameter: pharmacologic treatment of spasticity in children and adolescents with cerebral palsy (an evidence-based review). *Neurol* 74: 336–343.

14. **Molenaers G, Fagard K, Van Campenhout A, Desloovere K** (2013) Botulinum toxin: a treatment of the lower extremities in children with cerebral palsy. *J Child Orthop* 7(5): 383–387.

15. **Williams SA, Elliott C, Valentine J, Gubbay A, Shipman P, Reid S** (2013) Combining strength training and botulinum neurotoxin intervention in children with cerebral palsy: the impact on muscle morphology and strength. *Disabil Rehabil* 35(7): 596–605.

16. **Fortuna R, Horisberger M, Vaz MA, Herzog W** (2013) Do skeletal muscle properties recover following repeat onabotulinum toxin A injections? *J Biomech* 46(14): 2426–2433.

17. **Fortuna R, Vaz MA, Sawatsky A, Hart DA, Herzog W** (2015) A clinically relevant BTX-A injection protocol leads to persistent weakness, contractile material loss, and an altered mRNA expression phenotype in rabbit quadriceps muscles. *J Biomech* 48(10): 1700–1706.

18. **Mathevon L, Michel F, Decavel P, et al.** (2015) Muscle structure and stiffness assessment after botulinum toxin type A injection: a systematic review. *Ann Phys Rehabil Med* 58: 343–350.

19. **Valentine J, Stannage K, Fabian V, et al.** (2016) Muscle histopathology in children with spastic cerebral palsy receiving botulinum toxin type A. *Muscle Nerve* 53(3): 407–414.

20. **Graham HK, Rosenbaum P, Paneth N, et al.** (2016) Cerebral palsy. *Nat Rev Dis Primers* 2: 1–24.

21. **Alexander C, Elliott C, Valentine J, et al.** (2018) Muscle volume alterations after first botulinum neurotoxin A treatment in children with cerebral palsy: a 6-month prospective cohort study. *Dev Med Child Neurol* 60(11): 1165–1171.

22. **Schless SH, Cenni F, Bar-On L, et al.** (2019) Medial gastrocnemius volume and echo-intensity after botulinum neurotoxin A interventions in children with spastic cerebral palsy. *Dev Med Child Neurol* 61(7): 783–790.

23. **Gough M, Fairhurst C, Shortland AP** (2005) Botulinum toxin and cerebral palsy: time for reflection? *Dev Med Child Neurol* 47(10): 709–712.

24. **Barrett RS** (2011) What are the long-term consequences of botulinum toxin injections in spastic cerebral palsy? (Commentary) *Dev Med Child Neurol* 53(6): 485.

25. **Krach LE** (2009) Treatment of spasticity with intrathecal baclofen. In: Gage JR, Schwartz MH, Koop SE, Novacheck TF, editors, *The Identification and Treatment of Gait Problems in Cerebral Palsy*. London: Mac Keith Press, pp 383–396.

26. **Hasnat MJ, Rice JE** (2015) Intrathecal baclofen for treating spasticity in children with cerebral palsy. *Cochrane Database Syst Rev* 11 (CD004552).

27. **Georgiadis AG, Schwartz MH, Walt K, Ward ME, Kim PD, Novacheck TF** (2017) Team approach: single-event multilevel surgery in ambulatory patients with cerebral palsy. *JBJS Rev* 5(8): e10.

28. **Langerak NG, Tam N, Vaughan CL, Graham Fieggen A, Schwartz MH** (2012)

Gait status 17–26 years after selective dorsal rhizotomy. *Gait Posture* 35: 244–249.

29. **Bolster EA, van Schie PE, Becher JG, van Ouwerkerk WJ, Strijers RL, Vermeulen RJ (2013)** Long-term effect of selective dorsal rhizotomy on gross motor function in ambulant children with spastic bilateral cerebral palsy, compared with reference centiles. *Dev Med Child Neurol* 55(7): 610–616.

30. **Munger ME, Aldahondo N, Krach LE, Novacheck TF, Schwartz MH (2017)** Long-term outcomes after selective dorsal rhizotomy: a retrospective matched cohort study. *Dev Med Child Neurol* 59(11): 1196–1203.

第七节　矫形手术

1. **Thomason P, Rodda J, Willoughby K, Graham HK (2014)** Lower limb function. In: Dan B, Mayston M, Paneth N, Rosenbloom L, editors, *Cerebral Palsy: Science and Clinical Practice*. London: Mac Keith Press, pp 461–488.

2. **Molenaers G, Desloovere K (2009)** Pharmacologic treatment with botulinum toxin. In: Gage JR, Schwartz MH, Koop SE, Novacheck TF, editors, *The Identification and Treatment of Gait Problems in Cerebral Palsy*. London: Mac Keith Press, pp 363–380.

3. **Molenaers G, Desloovere K, De Cat J, et al. (2001)** Single event multilevel botulinum toxin type A treatment and surgery: similarities and differences. *Eur J Neurol* 8 Suppl 5: 88–97.

4. **Saraph V, Zwick EB, Zwick G, Steinwender C, Steinwender G, Linhart W (2002)** Multilevel surgery in spastic diplegia: evaluation by physical examination and gait analysis in 25 children. *J Pediatr Orthop* 22(2): 150–157.

5. **Graham HK, Selber P (2003)** Musculoskeletal aspects of cerebral palsy. *J Bone Joint Surg* 85-B(2) 157–166.

6. **Schwartz MH, Viehweger E, Stout J, Novacheck TF, Gage JR (2004)** Comprehensive treatment of ambulatory children with cerebral palsy: an outcome assessment. *J Pediatr Orthop* 24(1): 45–53.

7. **Graham HK, Thomason P, Novacheck TF (2014)** Cerebral palsy. In: Weinstein SL, Flynn JM, editors, *Lovell and Winter's Pediatric Orthopedics, Level 1 and 2*. Philadelphia: Lippincott Williams & Wilkins, 484–554.

8. **Gage JR (1991)** *Gait Analysis in Cerebral Palsy*. London: Mac Keith Press.

9. **Rethlefsen SA, Blumstein G, Kay RM, Dorey F, Wren TAL (2017)** Prevalence of specific gait abnormalities in children with cerebral palsy revisited: influence of age, prior surgery, and Gross Motor Function Classification System level. *Dev Med Child Neurol* 59: 79–88.

10. **Dreher T, Thomason P, Švehlík M, et al. (2018)** Long-term development of gait after multilevel surgery in children with cerebral palsy: a multicentre cohort study. *Dev Med Child Neurol* 60: 88–93.

11. **Rang M (1990)** Cerebral palsy. In: Morrissy R, editor, *Pediatric Orthopedics*. Philadelphia: Lippincott, pp 465–506.

12. **Thomason P, Baker R, Dodd K, et al. (2011)** Single-event multilevel surgery in children with spastic diplegia: a pilot randomized controlled trial. *J Bone Joint Surg Am* 93: 451–460.

13. **Narayanan U, Davidson B, Weir S. (2011)** Gait Outcomes Assessment List (The

GOAL): developing a meaningful outcome measure for ambulatory children with cerebral palsy. *Dev Med Child Neurol* 53 Suppl 5: 79.

14. **Thomason P, Tan A, Donnan A, Rodda J, Graham HK, Narayanan U (2018)** The Gait Outcomes Assessment List (GOAL): validation of a new assessment of gait function for children with cerebral palsy. *Dev Med Child Neurol* 60(6): 618–623.

15. **Johnson DC, Damiano DL, Abel MF (1997)** The evolution of gait in childhood and adolescent cerebral palsy. *J Pediatr Orthop* 17(3): 392–396.

16. **Bell KJ, Õunpuu S, DeLuca PA, Romness MJ (2002)** Natural progression of gait in children with cerebral palsy. *J Pediatr Orthop* 22: 677–682.

17. **Gough M, Eve LC, Robinson RO, Shortland AP (2004)** Short-term outcome of multilevel surgical intervention in spastic diplegic cerebral palsy compared with the natural history. *Dev Med Child Neurol* 46: 91–97.

18. **Vuillermin C, Rodda J, Rutz E, Shore BJ, Smith K, Graham HK (2011)** Severe crouch gait in spastic diplegia can be prevented: a population-based study. *J Bone Joint Surg Br* 93(12): 1670–1675.

19. **McGinley JL, Dobson F, Ganeshalingam R, Shore BJ, Rutz E, Graham HK (2012)** Single-event multilevel surgery for children with cerebral palsy: a systematic review. *Dev Med Child Neurol* 54: 117–128.

20. **van Bommel EEH, Arts MME, Jongerius PH, Ratter J, Rameckers EAA (2019)** Physical therapy treatment in children with cerebral palsy after single-event multilevel surgery: a qualitative systematic review. A first step towards a clinical guideline for physical therapy after single-event multilevel surgery. *Ther Adv Chronic Dis* Jul 5: 10 (eCollection 2019).

21. **Colvin, C, Greve, K, Lehn, C, Menner, M, Tally, M, Thomas, M (2018)** *Division of Occupational Therapy and Physical Therapy, Cincinnati Children's Hospital Medical Center: Evidence-Based Clinical Care Guideline for Physical Therapy Management of Single Event Multi-Level Surgeries (SEMLS) for Children, Adolescents, and Young Adults with Cerebral Palsy or Other Similar Neuromotor Conditions.* [pdf] Available at: <cincinnatichildrens.org/service/j/anderson -center/evidence-based-care/recommendations>. (Click "Browse by topic" and look under "SEMLS.")

22. **Gorton GE, Abel MF, Oeffinger DJ, et al. (2009)** A prospective cohort study of the effects of lower extremity orthopedic surgery on outcome measures in ambulatory children with cerebral palsy. *J Pediatr Orthop* 29(8): 903–909.

23. **Thomason P, Selber P, Graham HK (2013)** Single event multilevel surgery in children with bilateral spastic cerebral palsy: a 5 year prospective cohort study. *Gait Posture* 37: 23–28.

24. **Amirmudin NA, Lavelle G, Theologis T, Thompson N, Ryan JM (2019)** Multilevel surgery for children with cerebral palsy: a meta-analysis. *Pediatrics* 143(4) e20183390.

25. **Gillette Children's Specialty Healthcare (2014)** *Gait and Motion Analysis for Treatment Planning and Outcomes Assessment.* [pdf] Available at: <gillettechildrens.org/assets/uploads/care-and-conditions/Gait_Lab_Outcome _Report_-_Final.pdf>.

26. **Delp SL, Statler K, Carroll NC (1995)** Preserving plantar flexion strength after surgical treatment for contracture of the triceps surae: a computer simulation

study. *J Orthop Res* 13: 96–104.

27. **Rodda JM, Graham HK, Carson L, Galea MP, Wolfe R (2004)** Sagittal gait patterns in spastic diplegia. *J Bone Joint Surg Br* 86(2): 251–258.

28. **Rodda JM, Graham HK, Nattrass GR, Galea MP, Baker R, Wolfe R (2006)** Correction of severe crouch gait in patients with spastic diplegia with use of multilevel orthopaedic surgery. *J Bone Joint Surg Am* 88(12): 2653–2664.

29. **Stout JL, Gage JR, Schwartz MH, Novacheck TF (2008)** Distal femoral extension osteotomy and patellar tendon advancement to treat persistent crouch gait in cerebral palsy. *J Bone Joint Surg Am* 90: 2470–2484.

30. **Zwick EB, Saraph V, Linhart WE, Steinwender G (2001)** Propulsive function during gait in diplegic children: evaluation after surgery for gait improvement. *J Pediatr Orthop B* 10(3): 226–233.

31. **Gage JR, Novacheck TF (2001)** An update on the treatment of gait problems in cerebral palsy. *J Ped Orthop B* 10: 265–274.

第八节 20岁前的整体肌肉骨骼管理计划

1. **Thomason P, Rodda J, Willoughby K, Graham HK (2014)** Lower limb function. In: Dan B, Mayston M, Paneth N, Rosenbloom L, editors, *Cerebral Palsy: Science and Clinical Practice*. London: Mac Keith Press, pp 461–488.

2. **Rutz E, Thomason P, Willoughby K, Graham HK (2018)** Integrated management in cerebral palsy: musculoskeletal surgery and rehabilitation in ambulatory patients. In: Panteliadis CP, editor, *Cerebral Palsy: A Multidisciplinary Approach*. Cham: Springer International Publishing AG, pp 229–251.

3. **Graham HK, Thomason P, Novacheck TF (2014)** Cerebral palsy. In: Weinstein SL, Flynn JM, editors, *Lovell and Winter's Pediatric Orthopedics, Level 1 and 2*. Philadelphia: Lippincott Williams & Wilkins, pp 484–554.

4. **Thomason P, Selber P, Graham HK (2013)** Single event multilevel surgery in children with bilateral spastic cerebral palsy: a 5 year prospective cohort study. *Gait Posture* 37: 23–28.

5. **Dreher T, Thomason P, Švehlík M, et al. (2018)** Long-term development of gait after multilevel surgery in children with cerebral palsy: a multicentre cohort study. *Dev Med Child Neurol* 60: 88–93.

第九节 替代和辅助治疗

1. **Majnemer A, Shikako-Thomas K, Shevell MI, et al. (2013)** Pursuit of complementary and alternative medicine treatments in adolescents with cerebral palsy. *J Child Neurol* 28(11): 1443–1447.

2. **Novak I, McIntyre S, Morgan C, et al. (2013)** A systematic review of interventions for children with cerebral palsy: state of the evidence. *Dev Med Child Neurol* 55: 885–910.

3. **Franki I, Desloovere K, De Cat J, et al. (2012)** The evidence-base for basic physical therapy techniques targeting lower-limb function in children with cerebral palsy: a systematic review using the International Classification of Functioning, Disability and Health as a conceptual framework. *J Rehabil Med* 44: 385–395.

4. **Beldick S, Fehlings MG (2017)** *Current State of Stem Cell Treatments for Cerebral Palsy: A Guide for Patients, Families, and Service Providers.* [online]

Available at: <canchild.ca/en/resources/276-current-state-of-stem-cell-treatments-for-cerebral-palsy-a-guide-for-patients-families-and-service-providers>.

5. Graham HK, Rosenbaum P, Paneth N, et al. (2016) Cerebral palsy. *Nat Rev Dis Primers* 2: 1–24.
6. Dan B (2016) Stem cell therapy for cerebral palsy. (Editorial) *Dev Med Child Neurol* 58(5): 424.
7. Novak I, Walker K, Hunt RW, Wallace EM, Fahey M, Badawi N (2016) Concise review: stem cell interventions for people with cerebral palsy: systematic review with meta-analysis. *Stem Cells Translational Medicine* 5: 1014–1025.
8. Wagenaar N, Nijboer CH, van Bel F (2017) Repair of neonatal brain injury: bringing stem cell-based therapy into clinical practice. *Dev Med Child Neurol* 59(10): 997–1003.
9. Graham HK (2014) Cerebral palsy prevention and cure: vision or mirage? A personal view. *J Paediatr Child Health* 50(2): 89–90.

第十节　父母该如何帮助孩子,青少年该如何帮助自己

1. Lach LM, Rosenbaum P, Bailey S, Bogossian A, MacCulloch R (2014) Parenting a child with cerebral palsy: family and social issues. In: Dan B, Mayston M, Paneth N, Rosenbloom L, editors, *Cerebral Palsy: Science and Clinical Practice*. London: Mac Keith Press, pp 27–41.
2. Rosenbaum P, Rosenbloom L (2012) *Cerebral Palsy: From Diagnosis to Adulthood*. London: Mac Keith Press.
3. Verschuren O, McPhee P, Rosenbaum P, Gorter JW (2016) The formula for health and well-being in individuals with cerebral palsy: physical activity, sleep, and nutrition. *Dev Med Child Neurol* 58(9): 989–990.
4. Mergler S (2018) Bone status in cerebral palsy. In: Panteliadis CP, editor, *Cerebral Palsy: A Multidisciplinary Approach*. Cham: Springer International Publishing AG, pp 253–257.
5. Mus-Peters CTR, Huisstede BMA, Noten S, Hitters MWMGC, van der Slot WMA, van den Berg-Emons RJG (2018) Low bone mineral density in ambulatory persons with cerebral palsy? A systematic review. *Disabil Rehabil* 22: 1–11.
6. Damiano DL (2006) Activity, activity, activity: rethinking our physical therapy approach to cerebral palsy. *Phy Ther* 86(11): 1534–1540.
7. United Nations (1990) *Convention on the Rights of the Child*. [online] Available at: <ohchr.org/en/professionalinterest/pages/crc.aspx>.
8. UNESCO (2017) *School Violence and Bullying Global Status Report*. [online] Available at: <unesdoc.unesco.org/ark:/48223/pf0000246970?posInSet=1&queryId=N-EXPLORE-8864b64c-4b12-445e-a56d-b655a1a86afd>.
9. Lindsay S, McPherson AC (2012a) Experiences of social exclusion and bullying at school among children and youth with cerebral palsy. *Disabil Rehabil* 34(2): 101–109.
10. Lindsay S, McPherson AC (2012b) Strategies for improving disability awareness and social inclusion of children and young people with cerebral palsy. *Child Care Health Dev* 38(6): 809–816.
11. Tindal SR (2017) Students with mild cerebral palsy in the classroom: information and guidelines for teachers. *Papers & Publications: Interdisciplinary Journal*

of Undergraduate Research 6(14): 70–78.

12. **Dickinson HO, Parkinson KN, Ravens-Sieberer U, et al.** (2007) Self-reported quality of life of 8-12-year-old children with cerebral palsy: a cross-sectional European study. *Lancet* 369(9580): 2171–2178.

13. **Colver A, Rapp M, Eisemann N, et al.** (2015) Self-reported quality of life of adolescents with cerebral palsy: a cross-sectional and longitudinal analysis. *Lancet* 385(9969): 705–716.

14. **Wehmeyer ML, Palmer SB (2003)** Adult outcomes for students with cognitive disabilities three years after high school: the impact of self-determination. *Educ Train Dev Disabil* 38(2): 131–144.

15. **Thomason P, Graham HK (2013)** Rehabilitation of children with cerebral palsy after single-event multilevel surgery. In: Robert Iansek R, Morris ME, editors, *Rehabilitation in Movement Disorders*. Cambridge: Cambridge University Press, pp 203–217.

16. **King GA, Cathers T, Miller Polgar J, MacKinnon E, Havens L (2000)** Success in life for older adolescents with cerebral palsy. *Qualitative Health Research* 10 (6): 734–749.

第四章　成人期痉挛型双瘫

第一节　概述

1. **Strauss D, Brooks J, Rosenbloom L, Shavelle R (2008)** Life expectancy in cerebral palsy: an update. *Dev Med Child Neurol* 50(7): 487–493.

2. **Graham HK, Rosenbaum P, Paneth N, et al.** (2016) Cerebral palsy. *Nat Rev Dis Primers* 2: 1–24.

3. **Novak I (2014)** Evidence-based diagnosis, health care, and rehabilitation for children with cerebral palsy. *J Child Neurol* 29(8): 1141–1156.

4. **WHO (2013)** *HIV/AIDS: Definition of Key Terms.* [online] Available at: <who.int/hiv/pub/guidelines/arv2013/intro/keyterms/en/>.

5. **Liptak GS (2008)** Health and well being of adults with cerebral palsy. *Curr Opin Neurol* 21: 136–142.

6. **CDC (2018)** *Disability and Health Related Conditions.* [online] Available at: <cdc.gov/ncbddd/disabilityandhealth/relatedconditions.html>.

7. **Novak I, Walker K, Hunt RW, Wallace EM, Fahey M, Badawi N (2016)** Concise review: stem cell interventions for people with cerebral palsy: systematic review with meta-analysis. *Stem Cells Transl Med* 5: 1014–1025.

8. **Wu YW, Mehravari AS, Numis AL, Gross P (2015)** Cerebral palsy research funding from the National Institutes of Health, 2001 to 2013. *Dev Med Child Neurol* 57: 936–941.

9. **NIH (2019)** *Estimates of Funding for Various Research, Condition, and Disease Categories (RCDC).* [online] Available at: <report.nih.gov/categorical_spending.aspx>.

10. **Thorpe D (2009)** The role of fitness in health and disease: status of adults with cerebral palsy. *Dev Med Child Neurol* 51 Suppl 4: 52–58.

11. **Tosi LL, Maher N, Windlow Moore D, Goldstein M, Laisen M (2009)** Adults with cerebral palsy: a workshop to define the challenges of treating and

preventing secondary musculoskeletal and neuromuscular complications in this rapidly growing population. *Dev Med Child Neurol* 51 Suppl 4: 2–11.

第二节 普通人群的老化

1. Santilli V, Bernetti A, Mangone M, Paoloni M (2014) Clinical definition of sarcopenia. *Clin Cases Miner Bone Metab* 11(3): 177–180.
2. Ni Lochlainn M, Bowyer RCE, Steves CJ (2018) Dietary protein and muscle in aging people: the potential role of the gut microbiome. *Nutrients* 10(7): E929.
3. Bauer J, Biolo G, Cederholm T, et al. (2013) Evidence-based recommendations for optimal dietary protein intake in older people: a position paper from the PROT-AGE Study Group. *J Am Med Dir Assoc* 14(8): 542–559.
4. Karaguzel G, Holick MF (2010) Diagnosis and treatment of osteopenia. *Rev Endocr Metab Disord* 11(4): 237–251.
5. National Institute of Arthritis and Musculoskeletal and Skin Diseases (NIAMS) (2016) *Osteoporosis.* [online] Available at: <niams.nih.gov/health-topics/osteoporosis#tab-overview>.
6. Mergler S (2018) Bone status in cerebral palsy. In: Panteliadis CP, editor, *Cerebral Palsy: A Multidisciplinary Approach.* Cham: Springer International Publishing AG, pp 253–257.
7. WHO (2018) *Noncommunicable diseases.* [online] Available at: <who.int/news-room/fact-sheets/detail/noncommunicable-diseases>.
8. WHO (2019) *Health Topics: Risk Factors.* [online]. Available at: <who.int/topics/risk_factors/en/>.
9. WHO (2013) *Global Action Plan for the Prevention and Control of Noncommunicable Diseases 2013–2020.* [pdf] Available at: <who.int/iris/bitstream/handle/10665/94384/9789241506236_eng.pdf>.
10. WHO (2009) *Global Health Risks.* [pdf]. Available at: <who.int/healthinfo/global_burden_disease/GlobalHealthRisks_report_full.pdf>.
11. Crowley C, Lodge HS (2004) *Younger Next Year.* New York: Workman Publishing Company, Inc.
12. Rauch J (2018) *The Happiness Curve: Why Life Gets Better after Midlife.* London: Bloomsbury Publishing.

第三节 痉挛型双瘫的老化

1. Sheridan KJ (2009) Osteoporosis in adults with cerebral palsy. *Dev Med Child Neurol* 51 Suppl 4: 38–51.
2. Thomason P, Graham HK (2009) Consequences of interventions. In: Gage JR, Schwartz MH, Koop SE, Novacheck TF, editors, *The Identification and Treatment of Gait Problems in Cerebral Palsy.* London: Mac Keith Press, pp 605–623.
3. Nooijen C, Slaman J, van der Slot W, et al. (2014) Health-related physical fitness of ambulatory adolescents and young adults with spastic cerebral palsy. *J Rehabil Med* 46: 642–647.
4. Gillett JG, Lichtwark GA, Boyd RN, Barber LA (2018) Functional capacity in adults with cerebral palsy: lower limb muscle strength matters. *Arch Phys Med Rehabil* 99: 900–906.

5. Peterson MD, Ryan JM, Hurvitz EA, Mahmoudi E (2015) Research letter—chronic conditions in adults with cerebral palsy. *JAMA* 14 (21): 2303–2305.
6. O'Connell NE, Smith KJ, Peterson MD, et al. (2019) Incidence of osteoarthritis, osteoporosis and inflammatory musculoskeletal diseases in adults with cerebral palsy: A population-based cohort study. *Bone* 125: 30–35.
7. Morgan P, McGinley J (2014) Gait function and decline in adults with cerebral palsy: a systematic review. *Disabil Rehabil* 36(1): 1–9.
8. Thorpe D (2009) The role of fitness in health and disease: status of adults with cerebral palsy. *Dev Med Child Neurol* 51 Suppl 4: 52–58.
9. Murphy KP (2010) The adult with cerebral palsy. *Orthop Clin N Am* 41: 595–605.
10. Opheim A, Jahnsen R, Olsson E, Stanghelle JK (2012) Balance in relation to walking deterioration in adults with spastic bilateral cerebral palsy. *Phys Ther* 92(2): 279–288.
11. Whitney DG, Alford AI, Devlin MJ, Caird MS, Hurvitz EA, Peterson MD (2019) Adults with cerebral palsy have higher prevalence of fracture compared with adults without cerebral palsy independent of osteoporosis and cardiometabolic diseases. *J Bone Miner Res* (epub ahead of print).
12. Jahnsen R, Villien L, Aamodt G, Stanghelle JK, Holm I (2004) Musculoskeletal pain in adults with cerebral palsy compared with the general population. *J Rehabil Med* 36: 78–84.
13. Van Der Slot WM, Nieuwenhuijsen C, Van Den Berg-Emons RJ, et al. (2012) Chronic pain, fatigue, and depressive symptoms in adults with spastic bilateral cerebral palsy. *Dev Med Child Neurol* 54(9): 836–842.
14. Liptak GS (2008) Health and well being of adults with cerebral palsy. *Curr Opin Neurol* 21: 136–142.
15. Van der Slot WM, Roebroeck ME, Nieuwenhuijsen C, et al. (2013) Cardiovascular disease risk in adults with spastic bilateral cerebral palsy. *J Rehabil Med* 45(9): 866–872.
16. Ryan JM, Crowley VE, Hensey O, Broderick JM, McGahey A, Gormley J (2014) Habitual physical activity and cardiometabolic risk factors in adults with cerebral palsy. *Res Dev Disabil* 35(9): 1995–2002.
17. Cremer N, Hurvitz EA, Peterson MD (2017) Multimorbidity in middle-aged adults with cerebral palsy. *Am J Med* 130(6): 744.e9–744.e15.
18. Ryan JM, Allen E, Gormley J, Hurvitz EA, Peterson MD (2018) The risk, burden, and management of non-communicable diseases in cerebral palsy: a scoping review. *Dev Med Child Neurol* 60: 753–764.
19. Peterson MD, Kamdar N, Hurvitz EA (2019) Age-related trends in cardiometabolic disease among adults with cerebral palsy. *Dev Med Child Neurol* 61(4): 484–489.
20. Heyn PC, Tagawa A, Pan Z, Thomas S, Carollo JJ (2019) Prevalence of metabolic syndrome and cardiovascular disease risk factors in adults with cerebral palsy. *Dev Med Child Neurol* 61(4): 477–483.
21. Ryan JM, Peterson MD, Ryan N, et al. (2019) Mortality due to cardiovascular disease, respiratory disease, and cancer in adults with cerebral palsy. *Dev Med Child Neurol* 61(8): 924–928.

22. McPhee PG, Claridge EA, Noorduyn SG, Gorter JW (2019) Cardiovascular disease and related risk factors in adults with cerebral palsy: a systematic review. *Dev Med Child Neurol* 61(8): 915–923.

23. Jahnsen R, Villien L, Stanghelle JK, Holm I (2003) Fatigue in adults with cerebral palsy in Norway compared with the general population. *Dev Med Child Neurol* 45(5): 296–303.

24. Lundh S, Nasic S, Riad J (2018) Fatigue, quality of life and walking ability in adults with cerebral palsy. *Gait Posture* 61: 1–6.

25. McPhee PG, Brunton LK, Timmons BW, Bentley T, Gorter JW (2017) Fatigue and its relationship with physical activity, age, and body composition in adults with cerebral palsy. *Dev Med Child Neurol* 59(4): 367–373.

26. Jahnsen R, Villien L, Aamodt G, Stanghelle JK, Holm I (2003) Physiotherapy and physical activity—experiences of adults with cerebral palsy, with implications for children. *Adv Physiother* 5: 21–32.

27. Russchen HA, Slaman J, Stam HJ, et al. (2014) Focus on fatigue amongst young adults with spastic cerebral palsy. *J Neuroeng Rehabil* 11: 161.

28. NIH (2018) *Depression*. [online] Available at: <nimh.nih.gov/health/topics/depression/index.shtml>.

29. Gannotti ME, Gorton GE 3rd, Nahorniak MT, Masso PD (2013) Gait and participation outcomes in adults with cerebral palsy: a series of case studies using mixed methods. *Disabil Health J* 6(3): 244–252.

30. NIH (2018) *Anxiety Disorders*. [online] Available at: <nimh.nih.gov/health/topics/anxiety-disorders/index.shtml>.

31. Smith KJ, Peterson MD, O'Connell NE, et al. (2019) Risk of depression and anxiety in adults with cerebral palsy. *JAMA Neurol* 76(3): 294–300.

32. The World Health Organization Quality of Life (WHOQOL) (1995) The World Health Organization Quality of Life assessment: position paper from the World Health Organization. *Soc Sci Med* 41(10): 1403–1409.

33. Rosenbaum P, Rosenbloom L (2012) *Cerebral Palsy: From Diagnosis to Adulthood*. London: Mac Keith Press.

34. Munger ME, Aldahondo N, Krach LE, Novacheck TF, Schwartz MH (2017) Long-term outcomes after selective dorsal rhizotomy: a retrospective matched cohort study. *Dev Med Child Neurol* 59(11): 1196–1203.

35. Boyer ER, Stout JL, Laine JC, et al. (2018) Long-term outcomes of distal femoral extension osteotomy and patellar tendon advancement in individuals with cerebral palsy. *J Bone Joint Surg Am* 100(1): 31–41.

36. Van der Slot WM, Nieuwenhuijsen C, van den Berg-Emons RJ, et al. (2010) Participation and health-related quality of life in adults with spastic bilateral cerebral palsy and the role of self-efficacy. *J Rehabil Med* 42(6): 528–535.

37. Verhoef JA, Bramsen I, Miedema HS, Stam HJ, Roebroeck ME; Transition and Lifespan Research Group South West Netherlands (2014) Development of work participation in young adults with cerebral palsy: a longitudinal study. *J Rehabil Med* 46(7): 648–655.

38. Opheim A, Jahnsen R, Olsson E, Stanghelle JK (2011) Physical and mental components of health-related quality of life and musculoskeletal pain sites over seven years in adults with spastic cerebral palsy. *J Rehabil Med* 43(5): 382–387.

39. Boucher N, Dumas F, Maltais DB, Richards CL (2010) The influence of selected personal and environmental factors on leisure activities in adults with cerebral palsy. *Disabil Rehabil* 32(16): 1328–1338.
40. National Center for Health Statistics (2012) *Healthy People 2010 Final Review.* [pdf] Available at: <cdc.gov/nchs/data/hpdata2010/hp2010_final_review.pdf>.
41. Wiegerink DJ, Roebroeck ME, van der Slot WM, Stam HJ, Cohen-Kettenis PT; South West Netherlands Transition Research Group (2010) Importance of peers and dating in the development of romantic relationships and sexual activity of young adults with cerebral palsy. *Dev Med Child Neurol* 52(6): 576–582.
42. Wiegerink D, Roebroeck M, Bender J, Stam H, Cohen-Kettenis P, Transition Research Group South West Netherlands (2011) Sexuality of young adults with cerebral palsy: experienced limitations and needs. *Sex Disabil* 29(2): 119–128.
43. Nieuwenhuijsen C, van der Laar Y, Donkervoort M, Nieuwstraten W, Roebroeck ME, Stam HJ (2008) Unmet needs and health care utilization in young adults with cerebral palsy. *Disabil Rehabil* 30(17): 1254–1262.
44. Freeman M, Stewart D, Cunningham CE, Gorter JW (2018) "If I had been given that information back then": an interpretive description exploring the information needs of adults with cerebral palsy looking back on their transition to adulthood. *Child Care Health Dev* 44(5): 689–696.
45. O'Brien G, Bass A, Rosenbloom L (2009) Cerebral palsy and aging. In: O'Brien G, Rosenbloom L, editors, *Developmental Disability and Aging.* London: Mac Keith Press, pp 39–52.

第四节 成人期痉挛型双瘫的管理策略

1. Jahnsen R, Villien L, Aamodt G, Stanghelle JK, Holm I (2003) Physiotherapy and physical activity—experiences of adults with cerebral palsy, with implications for children. *Adv Physiother* 5: 21–32.
2. Hilberink SR, Roebroeck ME, Nieuwstraten W, Jalink L, Verheijden JM, Stam HJ (2007) Health issues in young adults with cerebral palsy: towards a life-span perspective. *J Rehabil Med* 39(8): 605–611.
3. Liptak GS (2008) Health and well being of adults with cerebral palsy. *Curr Opin Neurol* 21: 136–142.
4. Ryan JM, Crowley VE, Hensey O, McGahey A, Gormley J (2014) Waist circumference provides an indication of numerous cardiometabolic risk factors in adults with cerebral palsy. *Arch Phys Med Rehabil* 95(8): 1540–1546.
5. Putz C, Döderlein L, Mertens EM, et al. (2016) Multilevel surgery in adults with cerebral palsy. *Bone Joint J* 98-B(2): 282–288.
6. Cassidy C, Campbell N, Madady M, Payne M (2016) Bridging the gap: the role of physiatrists in caring for adults with cerebral palsy. *Disabil Rehabil* 38(5): 493–498.
7. Tosi LL, Maher N, Windlow Moore D, Goldstein M, Laisen M (2009) Adults with cerebral palsy: a workshop to define the challenges of treating and preventing secondary musculoskeletal and neuromuscular complications in this rapidly growing population. *Dev Med Child Neurol* 51 Suppl 4: 2–11.
8. Gajdosik CG, Cicirello N (2001) Secondary conditions of the musculoskeletal system in adolescents and adults with cerebral palsy. *Phys Occup Ther Pediatr*

21(4): 49–68.

9. **Murphy KP (2018)** Cerebral palsy, non-communicable diseases, and lifespan care. (Commentary) *Dev Med Child Neurol* 60(8): 733.

10. **Rosenbaum P (2019)** Diagnosis in developmental disability: a perennial challenge, and a proposed middle ground. (Editorial) *Dev Med Child Neurol* 61(6): 620.

11. **Imms C, Dodd KJ (2010)** What is cerebral palsy? In: Dodd KJ, Imms C, Taylor NF, editors, *Physiotherapy and Occupational Therapy for People with Cerebral Palsy: A Problem-Based Approach to Assessment and Management.* London: Mac Keith Press, pp 7–30.

12. **Ryan JM, Allen E, Gormley J, Hurvitz EA, Peterson MD (2018)** The risk, burden, and management of non-communicable diseases in cerebral palsy: a scoping review. *Dev Med Child Neurol* 60: 753–764.

13. **Sheridan (2019)** Personal communication.

14. **Rosenbaum P, Rosenbloom L, Mayston M (2012)** Therapists and therapies in cerebral palsy. In: Rosenbaum P, Rosenbloom L, editors, *Cerebral Palsy: From Diagnosis to Adulthood.* London: Mac Keith Press, pp 124–148.

15. **Louw A, Diener I, Butler DS, Puentedura EJ (2011)** The effect of neuroscience education on pain, disability, anxiety, and stress in chronic musculoskeletal pain. *Arch Phys Med Rehabil* 92(12): 2041–2056.

16. **Moseley GL, Butler DS (2015)** Fifteen years of experiencing pain: the past, present, and future. *J Pain* 16(9): 807–813.

17. **O'Brien G, Bass A, Rosenbloom L (2009)** Cerebral palsy and aging. In: O'Brien G, Rosenbloom L, editors, *Developmental Disability and Aging.* London: Mac Keith Press, pp 39–52.

18. **Maanum G, Jahnsen R, Stanghelle JK, Sandvik L, Keller A (2011)** Effects of botulinum toxin A in ambulant adults with spastic cerebral palsy: a randomized double-blind placebo controlled-trial. *J Rehabil Med* 43(4): 338–347.

19. **Reynolds MR, Ray WZ, Strom RG, Blackburn SL, Lee A, Park TS (2011)** Clinical outcomes after selective dorsal rhizotomy in an adult population. *World Neurosurg* 75(1): 138–144.

20. **Thomason P, Graham HK (2013)** Rehabilitation of children with cerebral palsy after single-event multilevel surgery. In: Robert Iansek R, Morris ME, editors, *Rehabilitation in Movement Disorders.* Cambridge: Cambridge University Press, pp 203–217.

21. **Murphy KP (2010)** The adult with cerebral palsy. *Orthop Clin N Am* 41: 595–605.

22. **Gannotti ME, Gorton GE 3rd, Nahorniak MT, Masso PD (2013)** Gait and participation outcomes in adults with cerebral palsy: a series of case studies using mixed methods. *Disabil Health J* 6(3): 244–252.

23. **WHO (2010)** *Global Recommendations on Physical Activity for Health.* [pdf] Available at: <who.int/iris/bitstream/handle/10665/44399/9789241599979_eng.pdf;jsessionid=62E6290990EE116CAB15A883B0A96C21?sequence=1>.

24. **Peterson MD, Gordon PM, Hurvitz EA (2013)** Chronic disease risk among adults with cerebral palsy: the role of premature sarcopoenia, obesity and sedentary behavior. *Obes Rev* 14(2): 171–182.

25. Morgan P, McGinley J (2014) Gait function and decline in adults with cerebral palsy: a systematic review. *Disabil Rehabil* 36(1): 1–9.
26. Verschuren O, Peterson MD, Balemans AC, Hurvitz EA (2016) Exercise and physical activity recommendations for people with cerebral palsy. *Dev Med Child Neurol* 58(8): 798–808.
27. Garber CE, Blissmer B, Deschenes MR, et al. (2011) American College of Sports Medicine position stand. Quantity and quality of exercise for developing and maintaining cardiorespiratory, musculoskeletal, and neuromotor fitness in apparently healthy adults: guidance for prescribing exercise. *Med Sci Sports Exerc* 43(7): 1334–1359.